Siegrid Hirsch

Heilwirkung der Wachteleier

Die Heilerfolge des Uzejir Imsirovic

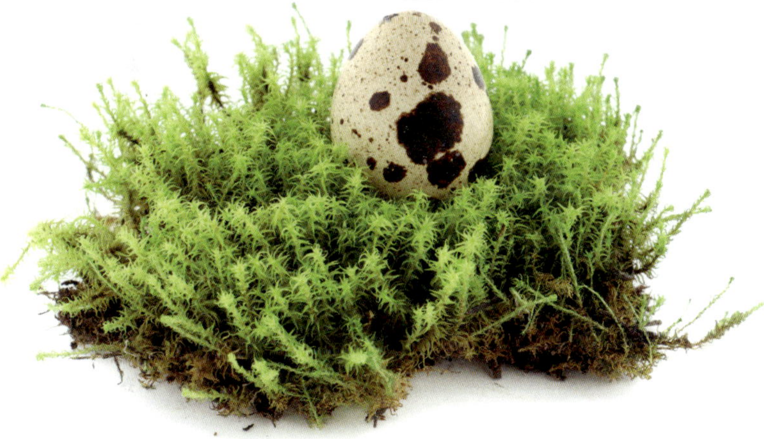

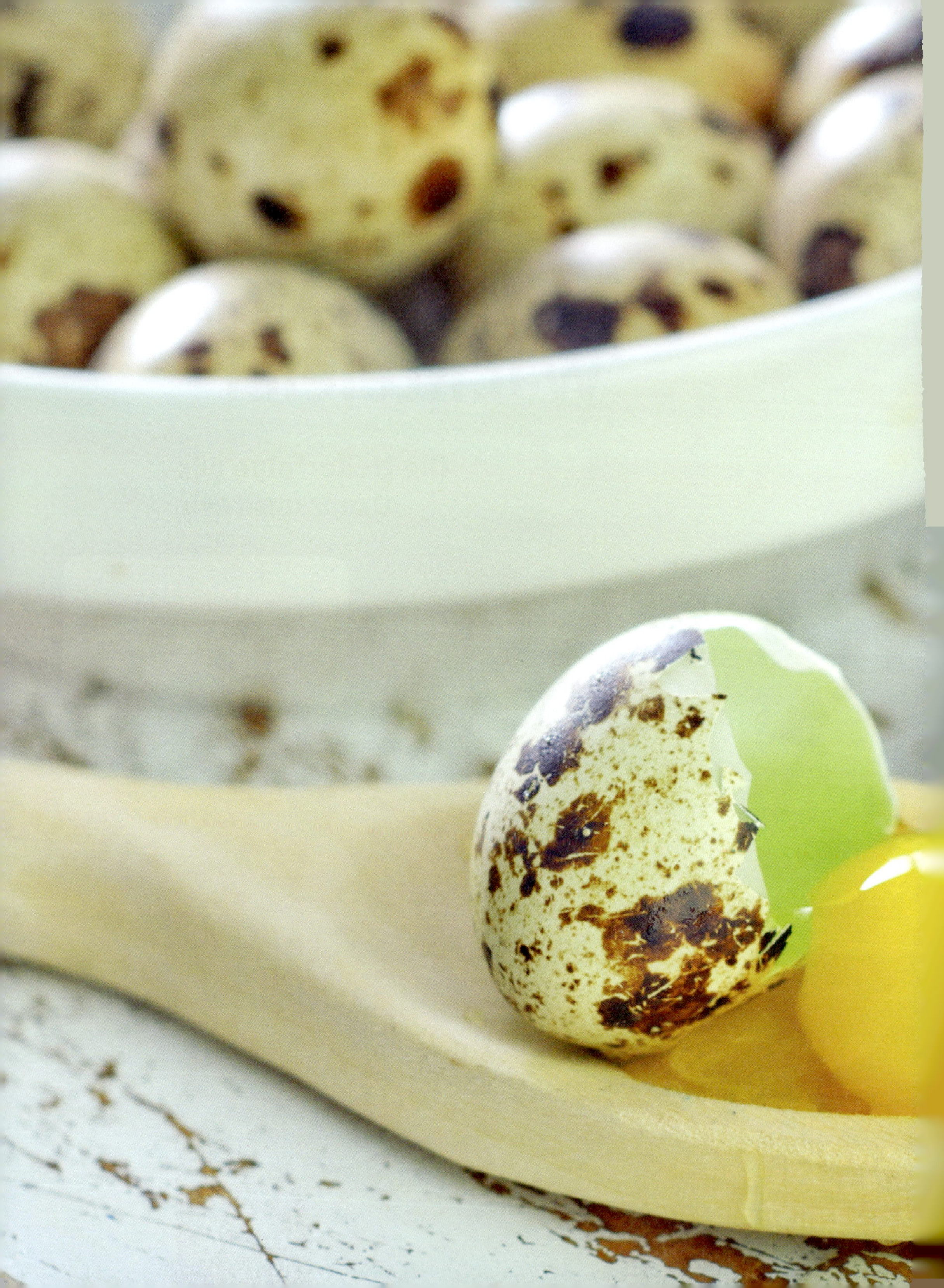

Siegrid Hirsch

Heilwirkung der Wachteleier

Die Heilerfolge des Uzejir Imsirovic

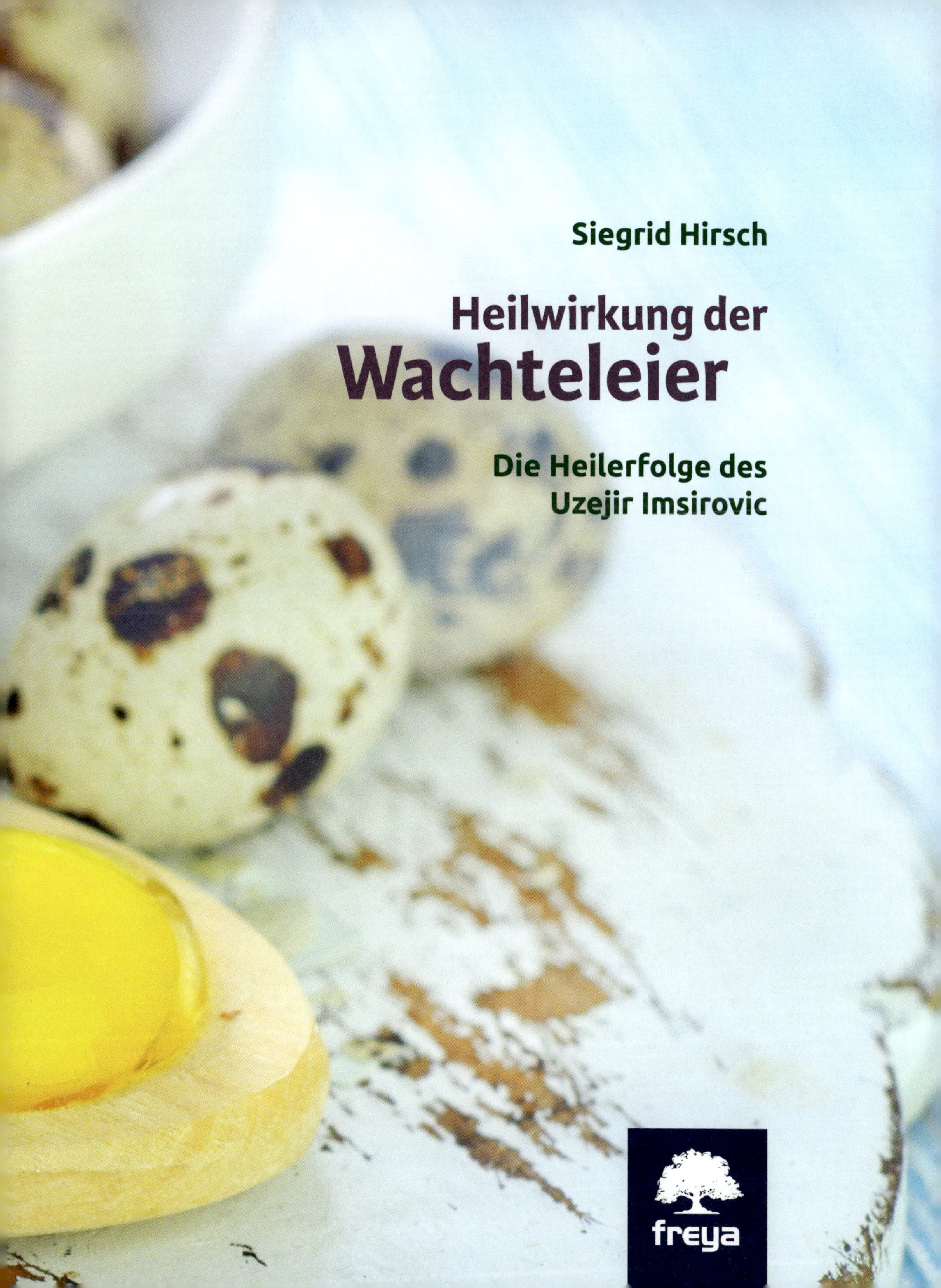

freya

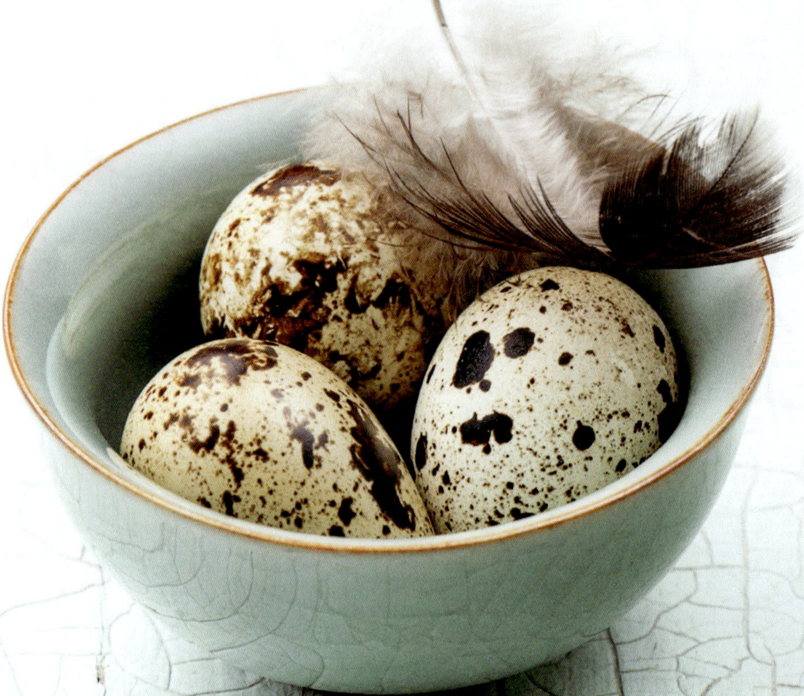

ISBN 978-3-99025-108-9

www.freya.at

Layout: freya_art, Isabell Gemende M.A.
Lektorat: Johann Schnellinger

PRINTED IN AUSTRIA

Fotolia.com: © Malena und Philipp K, © Swapan, © Natalia Lisovskaya, © olga pink, © Olha K, © MADDRAT, © gitanna, © Yevgeniya Shal, © quipu, © Alena Ozerova, © motorlka, © Morphart, © Africa Studio, © nickola_che, © lunamarina, © hopfi23, © ExQuisine, © Uros Petrovic, © Anyka, © Liaurinko, © Natasha Breen, © Ina Schoenrock, © Erica Guilane-Nachez, © Jack Jelly, © R MACKAY, © juefraphoto, © rupbilder, © TwilightArtPictures, © DenZ0r, © Popova Olga, © tycoon101, © Natis, © Buriy, © Maria Grin, © Iuliia Metkalova, © sarsmis, © charlesknoxphoto, © Sergii Moscaliuk, © schankz, © fotomaster, © Irina Bort, © B. and E. Dudzinscy, © rainbow33, © Ziablik, © smoxx, © msk.nina, © Serg Nvns, © Eric Isselée, © tycoon101, © barbulat, © juefraphoto, © nvelichko, © Yantra, © Yevgeniya Shal, © Stephanie Frey, © Jordi Farres, © MoustacheGirl
Wikipedia: S. 21, S. 23, S. 78, S. 83
Restliche Bilder: Wolf Ruzicka, Siegrid Hirsch, Reinhold Prinz

Inhalt

Die Eier der Wachtel machen gute Laune 7
Unser Menschheitserbe 9
Wir haben alles 9
Müde und schlapp? 10
Jeder ist einzigartig 10
Heilmittel Wachtel 11
Die Wachtel – ihr Lebensraum 13
Wettervögel 14
Eine aussterbende Art 14
Japanwachtel 15
Der Wachtelschlag 17
Heiliger Vogel 19
Wachtel-Orakel 19
Zigeunerglaube 20
Ei-Symbolik 21

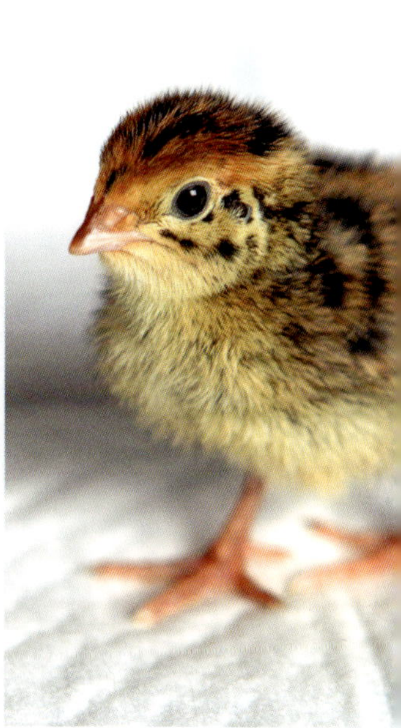

Volksmedizin & Inhaltsstoffe

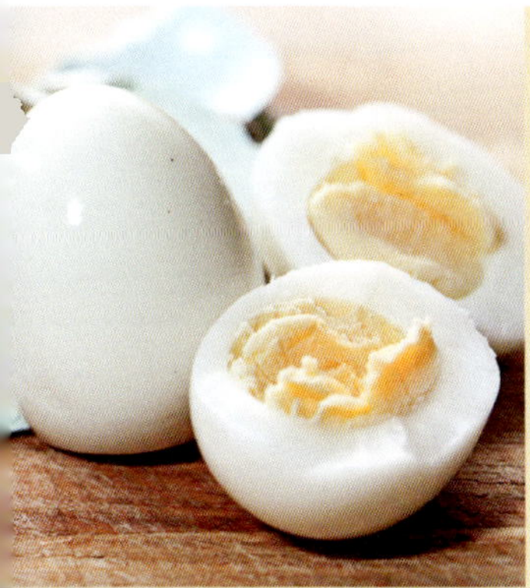

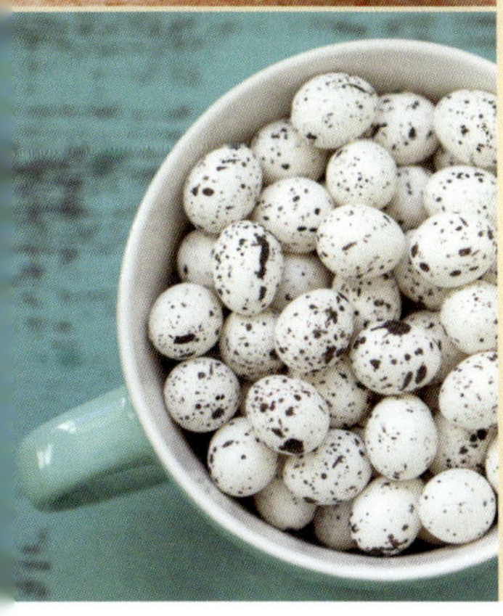

Volksmedizin 23
Hildegard von Bingen 23
Hornhautentzündung 24
Nierenschwäche 24
Fieber 24
Lasten tragen 25
Blasenleiden 25
Aphrodisiakum 25
Heilende Nahrung 26
Das gute Ei 26
Der Wachtelvater 29
Protein, ein Lebensspender 37
Phenylalanin (PA) und Tyrosin 37
Tryptophan 38
Leucin, Isoleucin und Valin (BCAAs) 38
Lysin 39
Methionin (SAM) 39
Threonin 40
Biologische Wertigkeit 41
Tägliche Eiweißzufuhr 42

Inhaltsstoffe

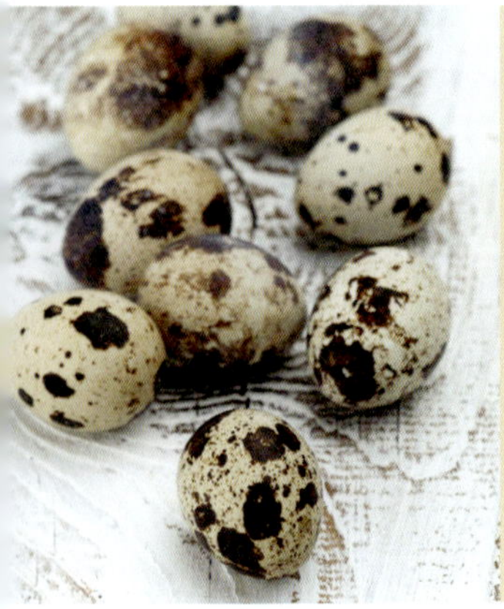

Das Fett 44
Zusammensetzung des Fettes im Ei 44
Linolsäure und Linolensäure 45
Cholesterin 46
Lezithin, Cholin und Inositol 48
Vitamine im Wachtelei 50
Mineralstoffe im Wachtelei 53
Salmonellengefahr? 54
Eier für Babys 55

Schönheit & Gesundheit

Was in heiligen Büchern steht 56
Sanftes Schönheitsmittel 59
Antikörperfabrik 61
Asthmaanfälle geheilt 61
Allergien 62
Ein Mittel gegen Strahlenkrankheit? 63
Mentale Stärke und innere Ruhe 64
Wachtelei in der chinesischen Medizin 65
Persönlicher Bericht 66

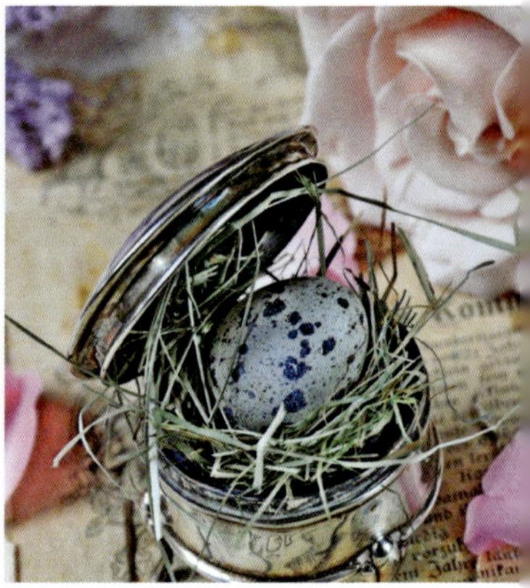

Eier & Wachtelfleisch

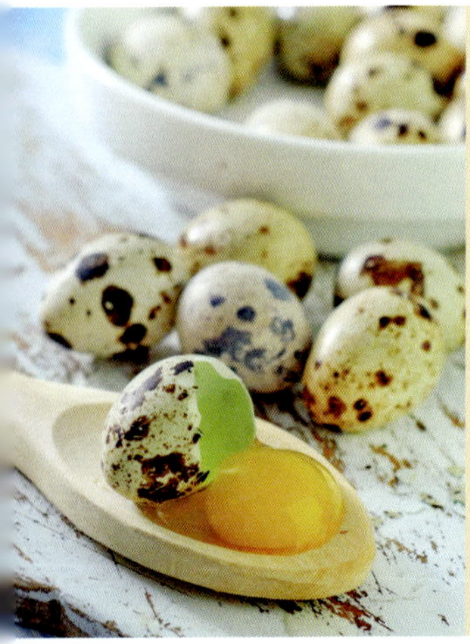

Wachteln in der Küche 70
Verwendungmöglichkeit und Lagerung 70
Wachtelfleisch 72
Eierkauf 75
Eier, direkt vom Wachtelzüchter 76
Verwendungstipps 76
Eier konservieren 78
Wachteleier als Nahrungsergänzung 80
Gefriergetrocknete Wachteleier 81
Dosierungsvorschläge 82
Selbst Wachteln halten 85

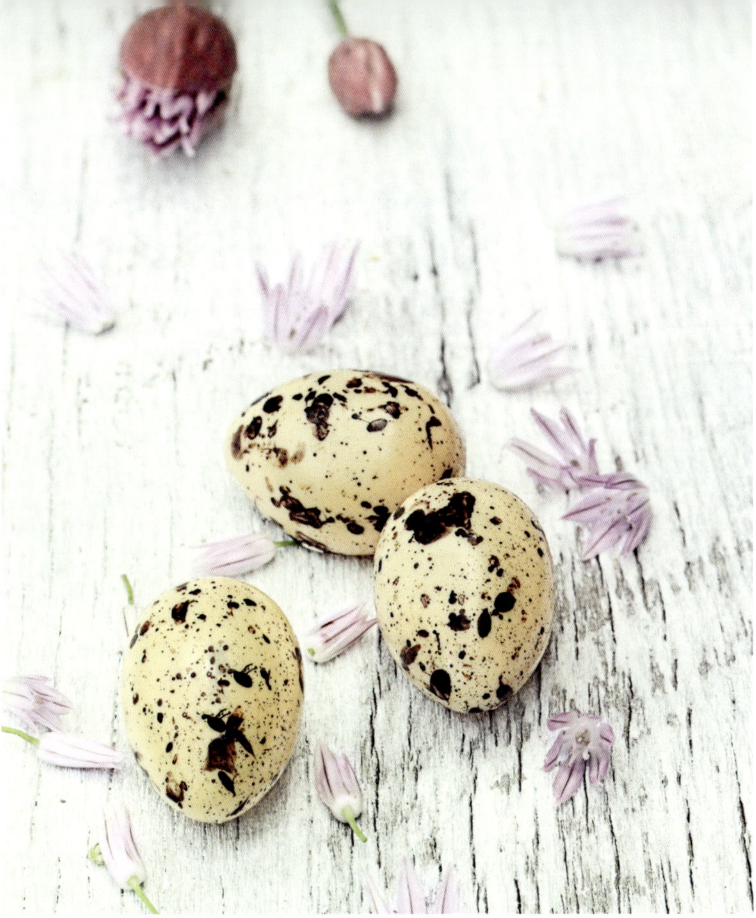

DIE EIER DER WACHTEL MACHEN GUTE LAUNE

Sie erhöhen die Vitalität, sorgen für Wohlbefinden und sind nebenbei auch noch ein Schönheitsmittel. Ganz zu schweigen von der geheimnisvollen Kraft als Verjüngungselixier, die Anwender entdeckt haben. Glatte Haut und Leistungsfähigkeit auf allen Ebenen, nicht nur geistig ... das wird dem versprochen, der sich einer ganz neuen Art von Genuss verschreibt: dem täglichen rohen Wachtelei, einem natürlichen Weg zu langem Leben.

Unser Menschheits-erbe

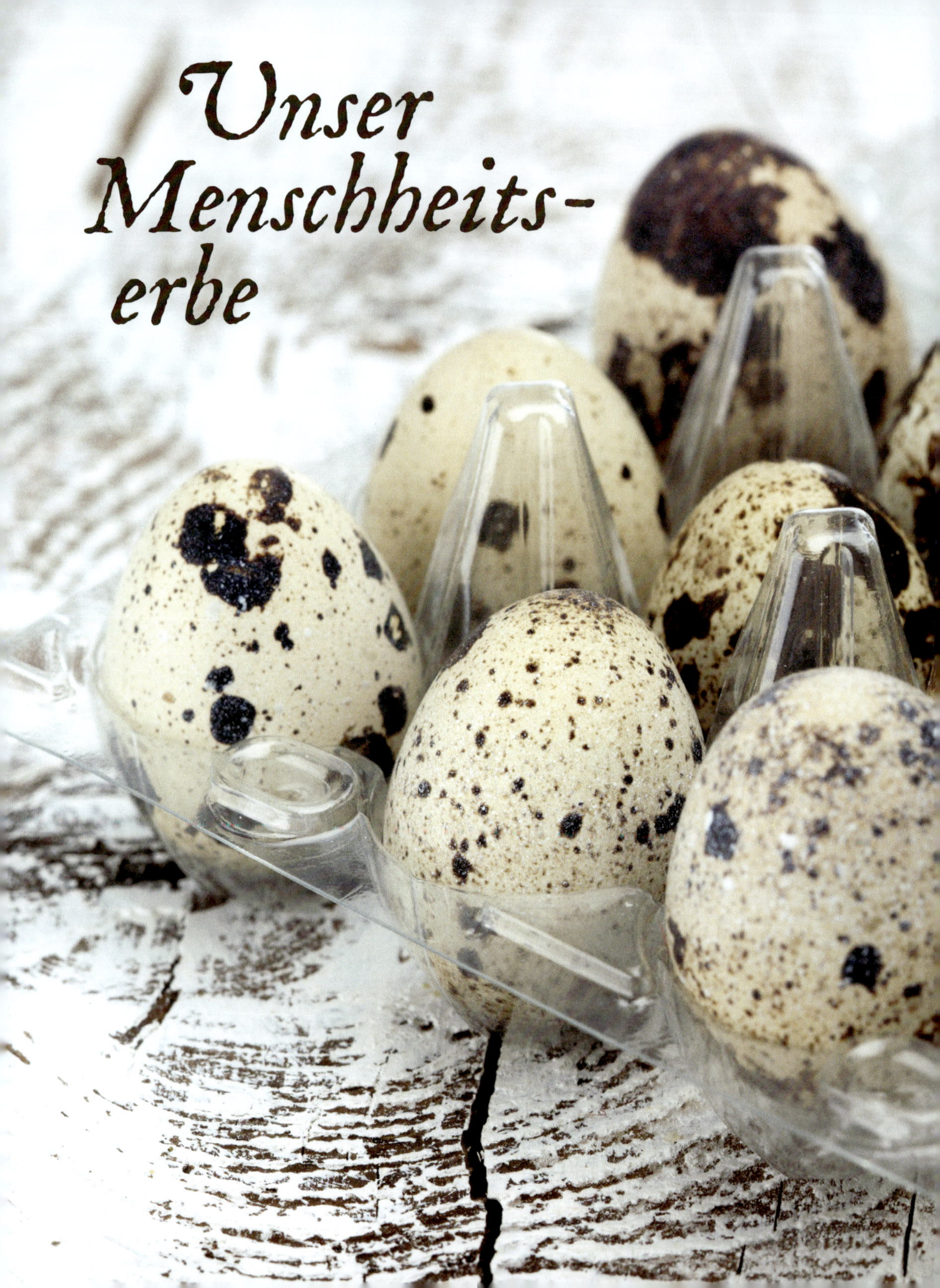

UNSER MENSCHHEITSERBE

Rezepte für die Erfüllung des Menschheitswunsches nach ewiger Gesundheit und Schönheit gab es immer schon.

Im vorigen Jahrhundert übernahm es die pharmazeutische Industrie, Wunderwaffen für unseren Kampf gegen Krankheit und Alter zu schmieden; sie war manchmal erfolgreich, manchmal aber auch nicht. Die Vorstellung, dass Nahrungsmittel bestimmte Eigenschaften haben, die unser Wohlbefinden, unseren ganzen Körper unterstützen, hat sich zwar immer gehalten, wurde aber als Volksglaube belächelt.

Erst in den letzten Jahren wurde die Trendwende augenscheinlich. Es hat sich nämlich herausgestellt, dass bei strenger wissenschaftlicher Überprüfung immer neue, ganz verblüffende pharmakologische Wirkstoffe in unserer Nahrung entdeckt werden, die als wahre Medizin ohne Nebenwirkungen für unsere Gesundheit eingesetzt werden können. So erobert der Mensch Schritt für Schritt sein uraltes Erbe wieder, das uns seit Jahrtausenden Nahrung als wirkungsvollste Arznei anbietet.

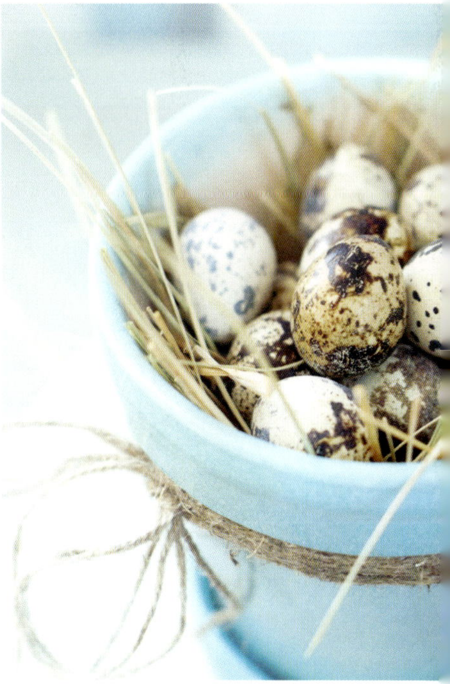

Wir haben alles

Noch nie wurde so viel über richtige Ernährung, Vitamine, Mineralstoffe, Enzyme und andere Botenstoffe geschrieben wie heute. Wer sich informieren will, kann auf umfangreiches Material zur Bestimmung seines Nährwertbedarfes zurückgreifen. Regale und Ab-Hof-Verkaufsläden sind voll mit Lebensmitteln. Wir leiden in unserem

Kulturkreis keinen Mangel und können auf ein reiches Angebot zurückgreifen. Erdbeeren zu Weihnachten, Spargel zu Ostern: Wir sind es gewöhnt, aus dem Vollen zu schöpfen, und leben wie im Schlaraffenland. Wer sich trotzdem mit Fastfood begnügt, ist also selber schuld.

Müde und schlapp?

Heute trifft man bereits häufig auf Menschen, die eigentlich alles richtig machen. Sie treiben Sport, sie essen wenig Fett, sie achten auf ballaststoffreiche Ernährung, auf ausreichend frisches Gemüse und Obst, also auf energiereiche Nahrung, die den Körper mit allen wichtigen Stoffen versorgt. Trotzdem fühlen sie sich müde und schlapp, haben Heißhunger auf Süßes, schnappen jeden Virus auf und sind oft kränklich, erfreuen sich also insgesamt keiner stabilen Gesundheit.

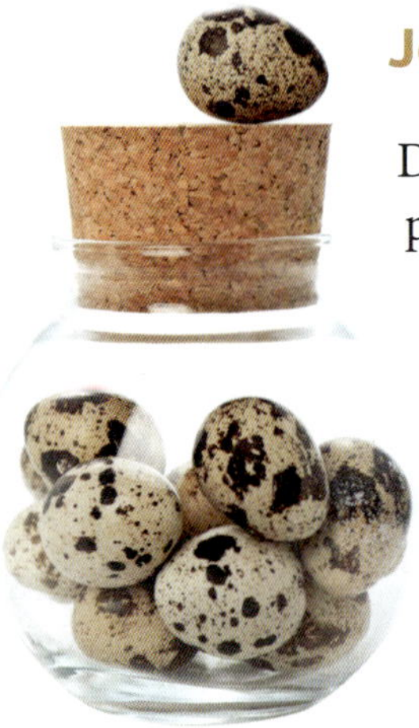

Jeder ist einzigartig

Der Stein der Weisen liegt im Detail. Was den einen putzmunter macht und die Kilos purzeln lässt, bewirkt beim anderen, dass er Gewicht zulegt und zahllose diffuse Symptome bei sich wahrnimmt. Alle guten Ratschläge der Ernährungsgurus haben ein gemeinsames Defizit: Sie sind zu ausschließlich. Denn: Niemals gelten alle Ernährungsregeln für alle Menschen gleichermaßen.

Heilmittel Wachtel

Jeder von uns ist anders, jeder von uns hat sein eigenes Gesicht, seinen eigenen Körperbau, seine eigene Psyche und seinen eigenen Ernährungsstil. Es gibt keine allseligmachende Ernährungsform, die für alle gleichermaßen richtig ist. Es gibt ebenso viele, wie es Menschen gibt. Wir unterscheiden uns in vielen Punkten voneinander, so auch in unserer »biochemischen« Individualität. Wenn also jemand den Versuch einer auf die persönlichen Bedürfnisse abgestimmten Ernährungsweise startet, ist ihm dazu nur zu gratulieren.

Zu den vielen Nahrungsmitteln, die zur Auswahl für die optimale »Gesundheitsernährung« bereitstehen, gesellen sich heute wieder die Wachtel und ihre Eier. Früher Speise des Adels und der Reichen, heute den Liebhabern der französischen, japanischen und orientalischen Küche bekannt oder im Feinschmeckertempel angeboten, ist sie eine Alternative zu anderen »Lebens«mitteln oder die Unterstützung für eine proteinreiche Ernährung ohne gesundheitliche Risiken.

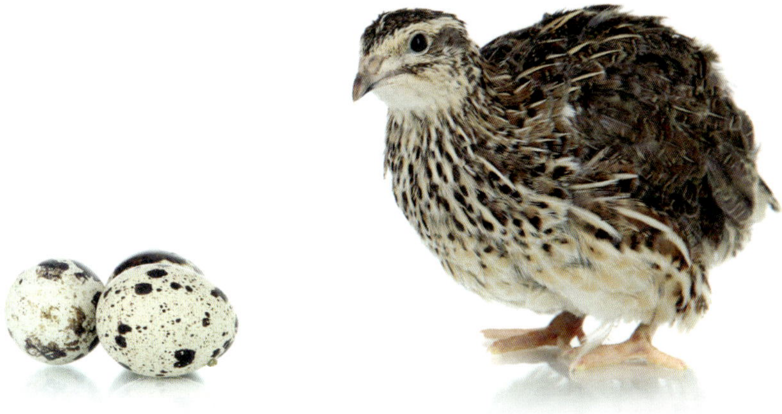

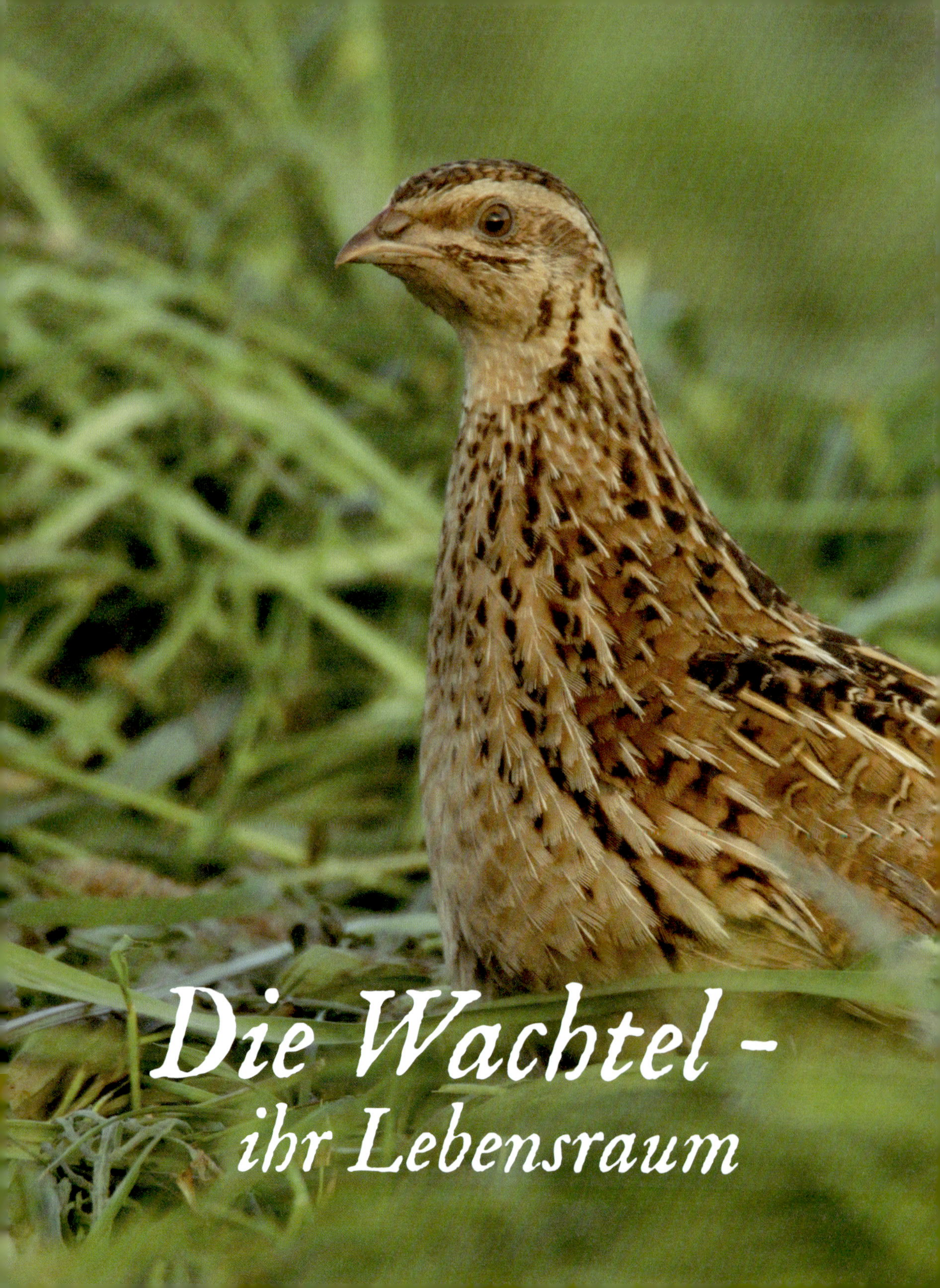

Die Wachtel – ihr Lebensraum

DIE WACHTEL – IHR LEBENSRAUM

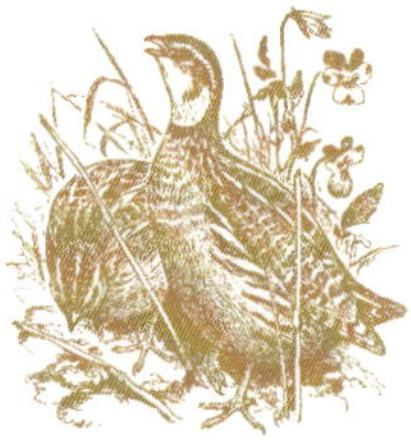

Keiner unserer Waidmänner würde auf die Idee kommen, auf Wachteljagd zu gehen oder ein Nest auszuräumen. Zwar gehören Wachteln zu den kleinsten Vertretern der Hühnervögel und waren lange Zeit als jagdbares Wild hoch begehrt, aber die Jagd auf europäische Wachteln lohnt nicht mehr. Der Bestand ist gering, hin und wieder stößt man auf ein Brutpaar. »In den letzten 50 Jahren«, so ein Jäger aus dem Mühlviertel (Oberösterreich), »hat bei uns niemand mehr eine Wachtel geschossen.« Die Wachtel, so steht es im Jagdgesetz, unterliegt der Hegepflicht.

Delikatesse

Das Wachtelei hat, seit es schriftliche Aufzeichnungen gibt, den Ruf, besonders delikat und auch gesund zu sein. Deshalb wurde früher regelmäßig Jagd auf Gelege und die Hühnervögel selbst gemacht.

Als Symbol für Fruchtbarkeit und langes Leben wird in fast allen Kulturen dieser Welt das Ei erwähnt, vor allem natürlich das Hühnerei, das immer schon am leichtesten zu bekommen war. Eier gehören – ebenfalls in allen Erdteilen – zu den Grundnahrungsmitteln.

Der Sonnenkönig soll sich ganze gebratene Wachteln in den Mund gesteckt haben, die vorher natürlich vom Küchenvolk entbeint worden waren. Heute gibt es in Restaurants, die mittelalterliche Menüs anbieten, „Wachteln am Degen". Die fanatische Jagd nach Eiern und Fleisch reduzierte nach und nach den natürlichen Bestand der Wachteln. Deshalb gibt es heute nur mehr Eier und Fleisch von Zuchtwachteln zu kaufen, in Mitteleuropa ist die Jagd in freier Wildbahn bereits seit vielen Jahren verboten – die Wachtelbestände sollen sich erholen dürfen.

Wettervögel

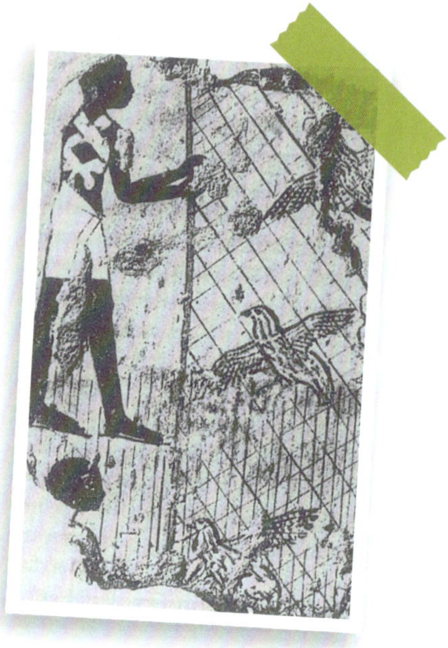

Wachteln sind ausgesprochene Kulturfolger. Europäische Wachteln bewohnen die von Menschen geschaffenen Grasflächen und ziehen während der kalten Jahreszeit in den Süden. Wie auch viele andere unserer gefiederten Mitbewohner sind sie Zugvögel. Sie treffen Anfang Mai in Mitteleuropa ein und ziehen etwa Mitte September wieder südwärts. Die Überwinterungsgebiete liegen in der Sahelzone, aber manche fliegen bis nach Äthiopien und Kenia.

Sie sind auch »Wettervögel«, denn ihr Zugverhalten passt sich den jeweiligen Klimaverhältnissen an. Auf dem Flug in die »Sommerfrische« werden sie an den Küsten der Mittelmeerländer bereits erwartet. Von alters her ist es hier Brauch, wandernde Wachteln einzufangen. Auf algerischen und ägyptischen Märkten werden sie, meist noch lebend, auch heutzutage angeboten, wenn auch viel seltener als früher, denn wild lebende Wachteln sind bereits rar.

Eine aussterbende Art

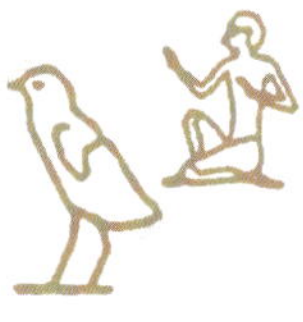

Die Wachteln werden in Netzen gefangen, das war bereits im Altertum üblich und früher offenbar ein so wichtiger Nahrungserwerb, dass die Wachtel als Vorbild für die ägyptische Hieroglyphe »W« diente.

Vor etwa 120 Jahren, in der Zeit der englischen Präsenz auf dem afrikanischen Kontinent, wurden in Ägypten noch alljährlich bis zu 6 Millionen Wachteln gefangen und zum Teil – diesmal tot – wieder nach Europa transportiert, von wo aus sie aufgebrochen waren, die Winterquartiere zu erreichen. Anfangs ein gutes Geschäft für die Betreiber, erwies es sich nach einigen Jahren als unrentabel, weil die Wachteln bei diesen Bestandsverlusten allmählich ausstarben. So steht die europäische Wachtel auf der Liste der gefährdeten Arten und ist in Europa in freier Wildbahn selten anzutreffen.

Japanwachtel

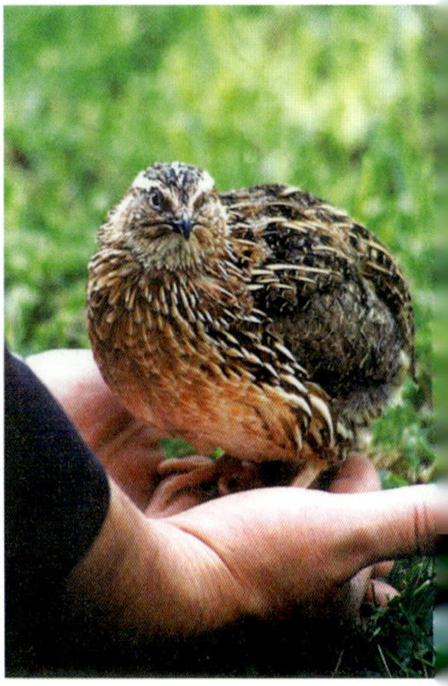

Japanwachtel

Was in den letzten Jahren in Feinkostläden angeboten wird, sind meistens Wachteln und Wachteleier aus Zuchtbetrieben, und dabei handelt es sich fast ausschließlich um die Japanwachtel, die der europäischen zum Verwechseln ähnlich sieht.

In Nordchina, Korea und Japan wird diese Wachtel seit dem 11. Jahrhundert als Haustier gehalten. Es gibt keine Zuchten mit Wildfängen, dementsprechend veränderte sich auch das Verhalten der Tiere. Japanwachteln haben ihre Zugfreudigkeit abgelegt, nur bei sehr instinktstarken Tieren merkt man im Herbst eine gewisse Unruhe.

Japaner und Chinesen, wegen ihrer leichten, aber geschmackvollen Küche bekannt, rühmen die Wachtel und vor allem das Wachtelei wegen des hohen Gesundheitswertes. In Japan gibt es tausende »Wachtelrestaurants«, wo Eier und Fleisch in hunderten verschiedenen Zubereitungsarten angeboten werden.

Geliebtes Wesen

Wegen ihres fröhlich klingenden dreisilbigen Rufes »Pick-wer-wick« werden die Wachtelhähne bereits seit dem Mittelalter von Vogelliebhabern gehalten, das Domestizieren der Wachtel hat also auch in Mitteleuropa Tradition. Früher waren diese Wachteln oft Mitbewohner in den Stuben, aber auch in Gartenvolieren, in so genannten Wachtelhäuschen, die oft zu kleinen, entzückenden Wohnungen ausgestaltet wurden. Man kann Anleitungen zum Nachbau in den 150 Jahre alten Ausgaben der Zeitschrift »Gartenlaube« finden. Die Wachteln wurden zu Spielgefährten der Kinder einer Bürgergeneration, und auf Osterausstellungen findet man herausgeputzte Winzig-Eier dieser Zeit, die besonders wertvoll gestaltet sind.

Der Handwerker und die Wachtel

Es lebte einmal ein Handwerksmann, der fing eine wilde Wachtel und weil ihm der Vogel so gut gefiel, setze er ihn in einen Käfig vor das Fenster seiner Schlafkammer. Wenn die Wachtel anfing zu schlagen, stand er von seinem Bett auf, sang sein Morgenlied und ging an seine Arbeit. So ging das viele Monate.

Aber dann fiel ihm eine kleine Erbschaft zu. Er musste nicht mehr so viel für sein Brot arbeiten und die Wachtel, die ihn noch immer jeden Morgen mit ihrem Schlag aufweckte, wurde ihm lästig. Er bedeckte ihren Käfig, damit sie den anbrechenden Morgen nicht sehen sollte, und fütterte sie nur mehr ungern. Nach einer Weile sagte er zu seiner Frau: „Dieser Vogel lässt sich sein frühes Schlagen nicht verwehren. Ich habe gehört, dass eine fette Wachtel ein herrliches Essen ist. Wir wollen sie zum Abendbrot braten."

Als er die Wachtel aus ihrem Käfig holte, um sie zu schlachten, rief die Wachtel: „Würge mich nur, Grausamer! Ich weiß mich zu rächen.

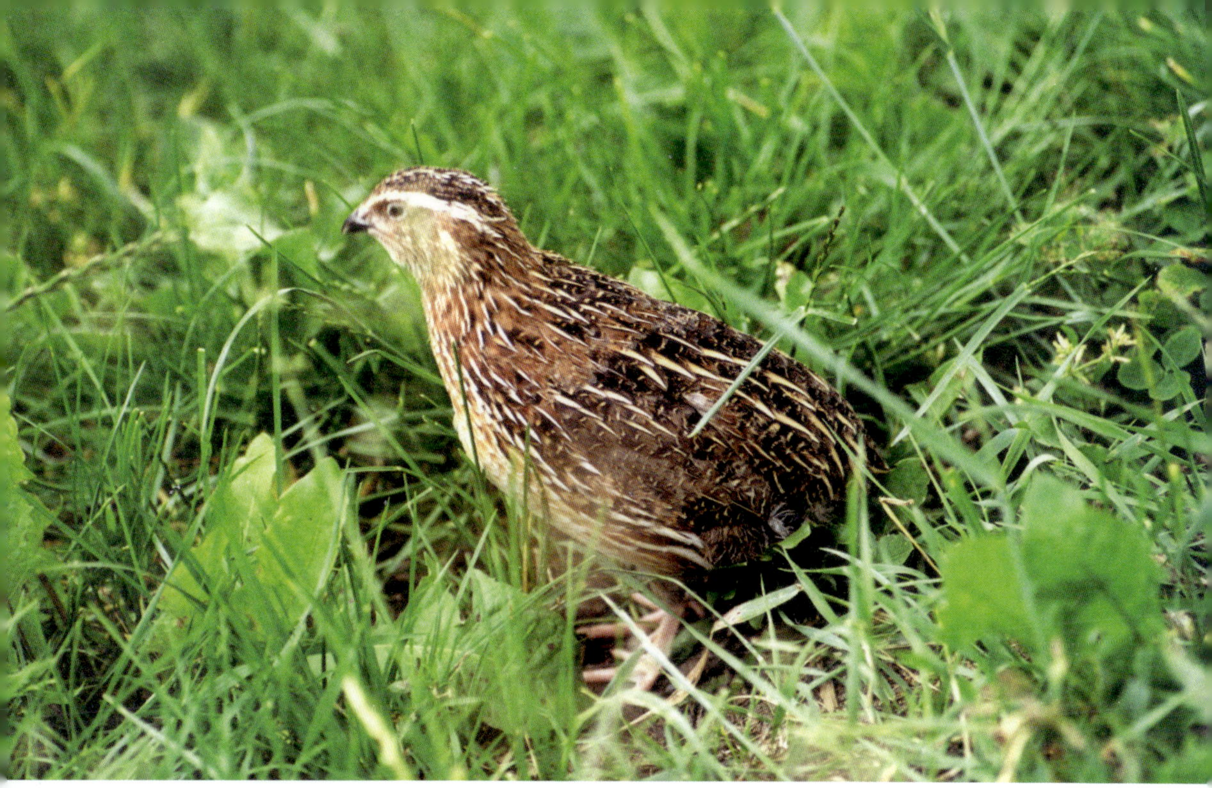

Meine Rächerin heißt Armut! Faulheit ruft sie herbei und Leckerhaftigkeit verleiht ihr die Flügel."

Der Wachtelschlag

Mit dem »Pick-wer-wick« verfolgen die Wachteln einen besonderen Zweck. Sie wollen einerseits männliche Artgenossen abschrecken und damit Revierverletzungen vermeiden, andererseits eine Henne anlocken. Der »Wachtelschlag« gab den Wachteln letztlich auch den Namen, denn er leitet sich nicht, was nahe liegen würde, von der »Wacht« ab, sondern ist schalldeutend und kommt von althochdeutsch »quah-de-la«. Der volkstümliche Name ist Wiesenschnarrer oder Wiesenknarrer.

Wenn Wachteln in großen Mengen über das Meer ziehen, lassen sie sich – zumindest war das früher so, als es sie wirklich noch in

Mengen gab – auf beliebige Schiffe fallen, und zwar in so großer Zahl, dass sie kleine Schiffe sogar zum Kentern brachten. Da sie ständig von ihren Feinden, den Habichten, bedroht sind, warten Wachteln immer auf Zugbegleiter; das sind ihre Freunde, die Krähen, die sie vor den Raubvögeln schützen.

Kiebitz, Wachtel und Taube

Als Jesus Christus ans Kreuz geschlagen werden sollte, verbarg er sich vor seinen Verfolgern im Wald. Die kleine Lerche wollte die Verfolger in die Irre führen und Jesus helfen, aber die Wachtel begriff nicht ganz, was vor sich ging und schrie: „Hier läuft er, hier läuft er, hier läuft er!"

Darauf antwortete der Kiebitz: „Birgt sich, birgt sich, birgt sich!" Und die Taube, die ebenfalls etwas beisteuern wollte, gurrte: „Im Buschwerk da, im Buschwerk da, im Buschwerk da!"

So fanden die Kriegsknechte Jesus. Er aber verfluchte diese drei Vögel.

Die Wachtel, weil sie gerufen hatte „hier läuft er", verfluchte er dazu, dass sie nicht hoch fliegen könne, nur immer zwischen der Saat umherlaufe; den Kiebitz, weil er ihn mit seinem „birgt sich" verraten hatte, verfluchte er dazu, dass er sich immer auf der Wiese unter Binsen verberge; die Taube, weil sie den Verfolgern zugerufen hatte „im Buschwerk da", verfluchte er dazu, dass sie niemals auf einem Baum nisten und sich nur im Buschwerk aufhalten solle.

Aber die kleine Lerche segnete er, weil sie die Verfolger auf eine andere Fährte weisen wollte, dass sie am höchsten fliegen und nur sie allein im Fluge singen könne.

Quelle: Elisabet Sklarek, Ungarische Volksmärchen, Leipzig 1901

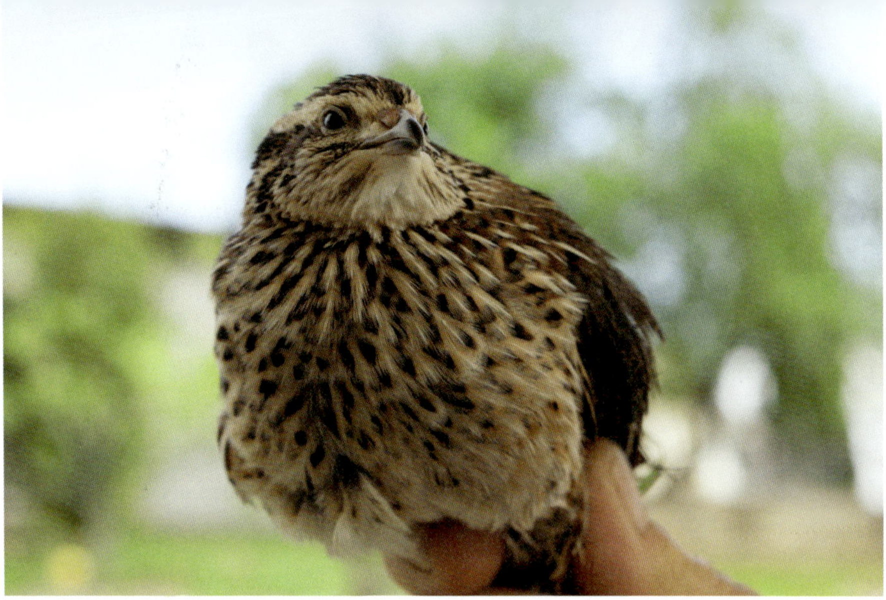

HEILIGER VOGEL

Als heiliges Opfertier begegnen wir der Wachtel im alten Ägypten, in Vorderasien, in Mexiko und in deutschen Landen. Verehrung und Schonung genießt die erste Wachtel des Jahres. Wo sie schlägt oder wo sie nistet, fällt kein Hagel(schlag). Deshalb gilt es als Sünde, diese Wachtel bei der Brut zu stören oder ihr Nest auszurauben. Sie steht auch in Beziehung zum Seelenglauben, denn nach deutscher Tradition werden die Seelen alter Jungfern zu Wachtelkönigen.

Wachtel-Orakel

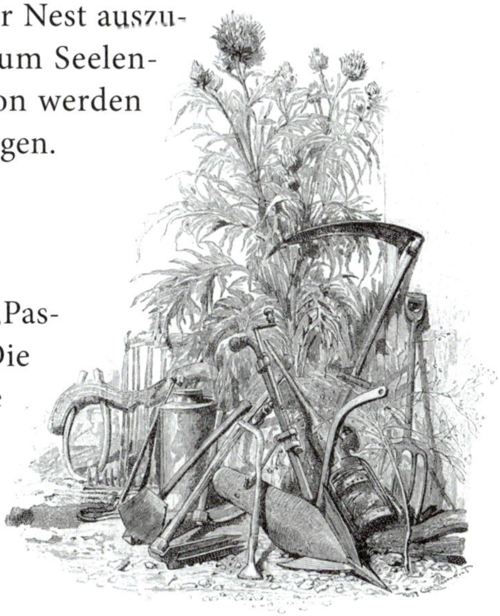

Von seiner berühmte Symphonie Nr. 6 „Pastorale" sagte Ludwig van Beethoven: „Die Wachteln, Nachtigallen und Kuckucke haben mitkomponiert!"

Dem Ruf der Wachteln, den der begnadete Komponist in seiner Symphonie

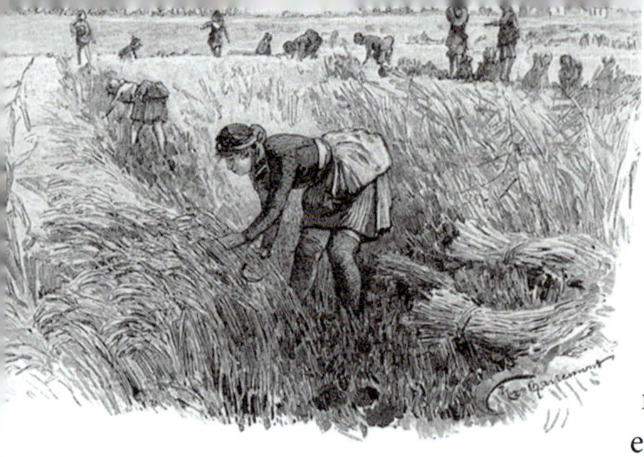

verwendete, werden die verschiedensten Deutungen unterschoben. »*Tritt-mich-nit*«, sagt sie dem Bauern, »*Ritt-vor-Ritt*«, ruft sie dem Schnitter zu, »*Bück-e-dich*«, mahnt sie den Faulen, »*Bist-ver-rückt*«, erklärt sie dem Unverständigen. Ihre Rufe wurden in früherer Zeit als Aufforderung zur Gottesfurcht verstanden. Im Frühling hieß es »*Fürchte Gott*«, im Sommer »*Lobe Gott*« und im Herbst »*Danke Gott*«. Weit verbreitet war der Glaube, dass das Korn so viele Münzen kosten würde, wie man die Wachtel im Frühjahr hintereinander schlagen gehört hatte.

Aus häufigem Wachtelruf schloss man vor der Ernte auf große Teuerungen. Auch das Gedeihen der Pferde orakelte man aus dem Ruf der Wachtel. Hörte der Bauer von allen Vögeln im Frühjahr zuerst die Wachtel, dann konnte er mit fetten, gesunden Pferden rechnen. Als Wettervogel verhießen viele Wachteln einen Sommer mit zahlreichen Gewittern.

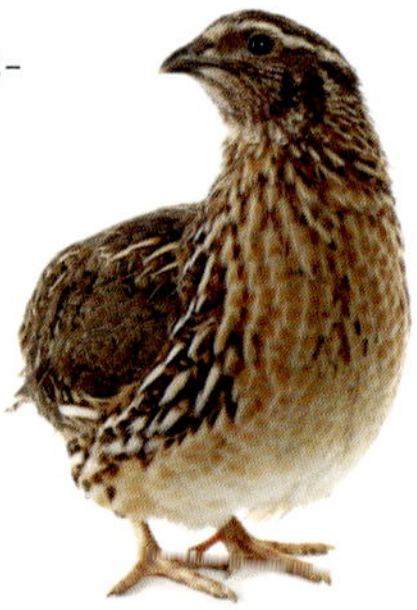

Die Mädchen verwendeten die Wachtel als Heiratsorakel. So oft hintereinander sie im Frühjahr den Ruf der Wachtel hörten, so viele Jahre blieben sie noch unverheiratet. Auf die Ehe hatte die Wachtel offenbar keinen guten Einfluss, denn es war schon in der Antike für Brautleute kein gutes Zeichen, wenn an ihrem Hochzeitstag eine Wachtel schlug.

Zigeunerglaube

Die Zigeunertradition sieht in den Wachteln ein wegen Hartherzigkeit verwandeltes Liebespaar und setzt Wachtelblut bei Tierkrankheiten ein. Nach dem Zigeunerglauben können Hexen erst dann fliegen, wenn sie sich vorher mit Wachtelblut und Wachtelei eingerieben haben.

Ei-Symbolik

Nirgends wird die Rolle des Eis als mystischer Kraftüberträger klarer definiert als durch die vielen Bräuche, die sich um die Geburt und Aufzucht eines Kindes ranken. Mit dem Kraft spendenden Ei verbindet sich der Anfangszauber.

Als Glauben aus dem »Land ob der Enns« (Oberösterreich) ist überliefert: Legt man ins erste Kindsbad ein Ei, so bekommt das Kind eine klare Stimme. Derselbe Brauch ist in der Schweiz belegt; in Bosnien gibt man ausschließlich den Dotter ins erste Bad, damit das Kind stark wird. Beim ersten Besuch der Paten bekommt das Kind ein Ei geschenkt, man stößt es dem Baby drei Mal an den Mund, damit es gut sprechen lernt. Dieses Ei soll auch das Zahnen fördern, aber ursprünglich soll durch das Berühren von Mund und Zahnfleisch die Kraft des Eis übertragen werden.

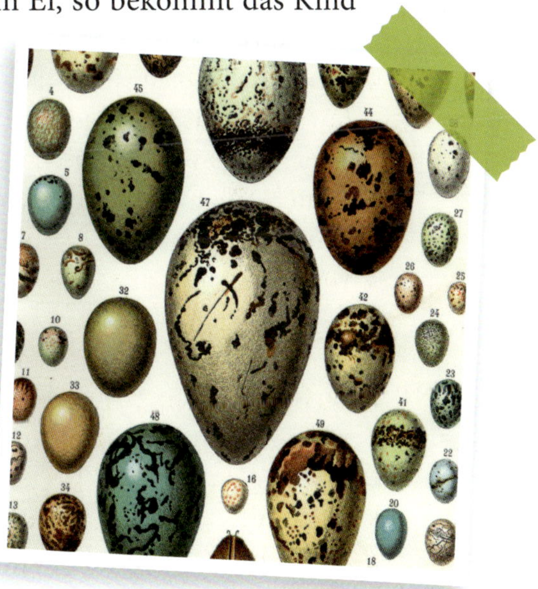

Eine isländische Sage erzählt vom heiligen Columban, der das Lesen lernte, als er einen Eierkuchen aus Wachteleiern verschluckte – ein Hinweis auf die Erhöhung der Merkfähigkeit bzw. bessere Durchblutung des Gehirns, die man den Inhaltsstoffen des Wachteleis zuschreibt.

Volks-medizin

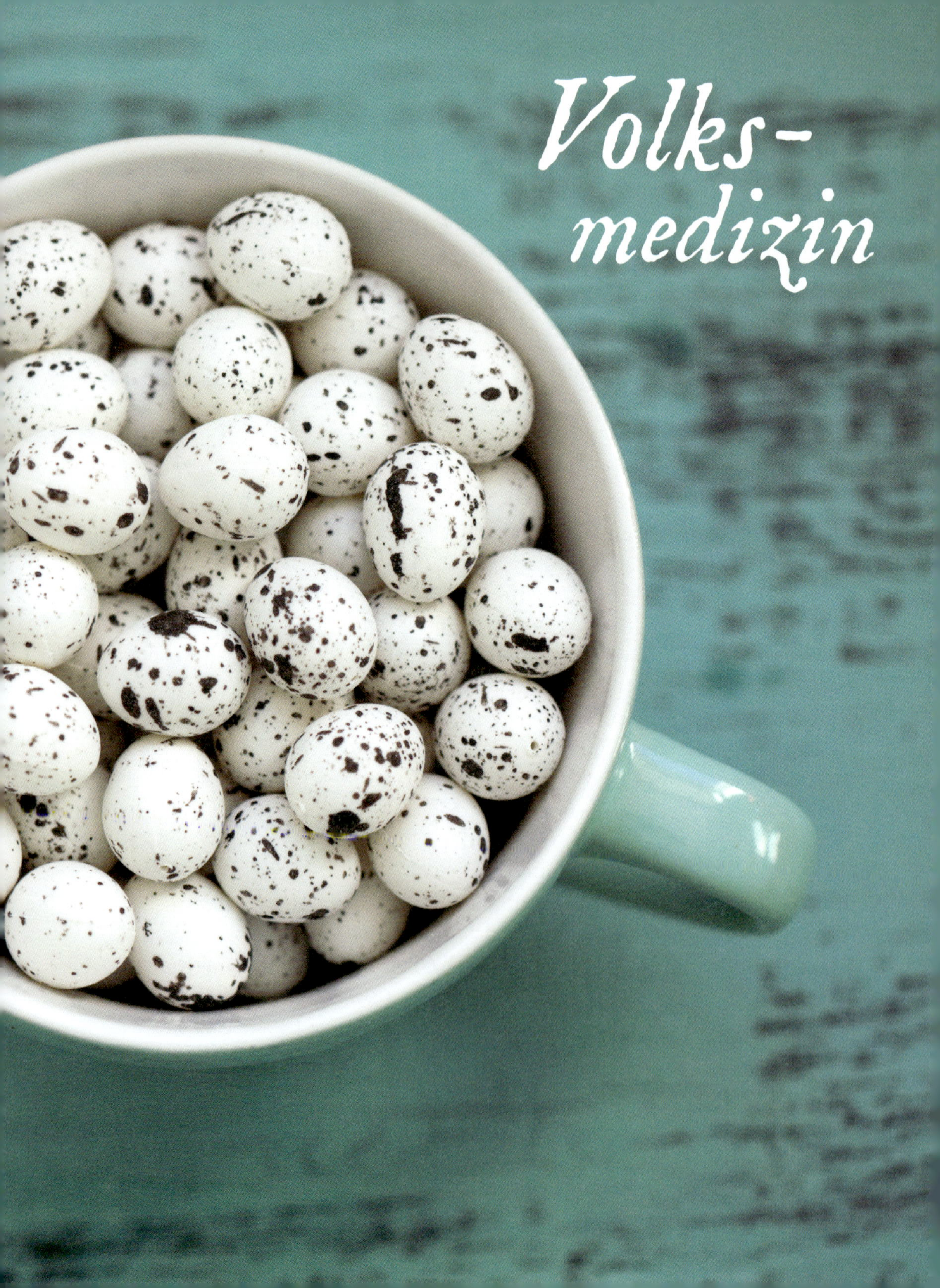

VOLKSMEDIZIN

Unter allen Tieren auf der Erde können nur die Wachteln epileptisch werden, wie der Mensch. So verschrieb der berühmte griechische Philosoph und Arzt Plinius das Gehirn der Wachtel als Heilmittel gegen Epilepsie und Gelbsucht. Diese Anwendung hielt sich bis weit in die Neuzeit auch in unseren Breiten.

Hildegard von Bingen

Die heilige Hildegard hielt Wachtelfleisch und Wachteleier für eine günstige Nahrung, wenn man gesund war und die Gesundheit erhalten wollte; bei Kranken setzte sie zwar das Fleisch des Vogels nicht ein, dafür rühmte sie aber die stärkende Wirkung der Eier.

Wachteln legen keine Eier, wenn es ihnen nicht gut geht. Eier aus Wachtel-Batteriehaltung sind also undenkbar. Fehlen den Tiere Nährstoffe im Futter und sind sie zu einseitig ernährt, gibt es keine Eier. Mit dem Wachtelei, diesem delikaten kleinen Etwas, bekommt man also auf jeden Fall Natur zu riechen und zu schmecken.

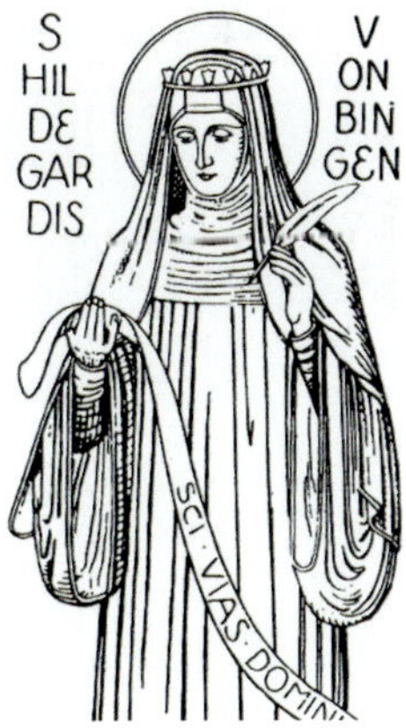

Das wusste auch Hildegard von Bingen, die Mystikerin und Seherin des 11. Jahrhunderts. Sie hielt von den Wachteleiern sehr viel. Für sie waren das winzige Ei der kleinen Hühnervögel vor allem vitalisierend und kräftigend und bescherte Weib und Mann ein gesundes Sexualleben. Das heißt nichts anderes als: Wenn ich bereits ganz entkräftet bin, wenn gar nichts mehr geht, wenn alle Lebensgeister bereits auf dem Nullpunkt sind – dann hilft die Wachtel – egal ob als Ei oder Fleisch. Wenn ich aber krank bin, hilft nur mehr das Ei.

Hornhautentzündung

In der Volksmedizin waren Arzneien aus Wachteln weit verbreitet. Wachtelschmalz verwendete man, wenn eine Hornhautentzündung nicht besser werden wollte – es half. Man bereitete es zu, indem man die ganzen Wachteln, ohne Federn, aber mitsamt den Innereien, in Schmalz ausziehen ließ, wie man es heute bei der Ringelblumen- oder Beinwellsalbe macht.

Nierenschwäche

Wachtelsuppe brachte kranke Nieren zum Funktionieren und war eine günstige Arznei, denn Wachteln »wuchsen« ja fast vor der Haustüre und ließen sich leicht einfangen. Die Wachtelsuppe sollte auch bei Blähungen und einem verhärteten Bauch wirken.

Fieber

Bei hohem Fieber eines Kranken, besonders wenn es sich um Wundfieber handelte, gab es eine wenig appetitliche Anwendung: Man hängte ihm Wachtelaugen um den Hals.

Lasten tragen

Frisch gelegte Wachteleier – unter das Bett gelegt – verhindern das Wundliegen. Ein rohes Ei, am Weihnachtstag gegessen, verleiht die Kraft, schwere Lasten zu tragen, und zwar während des ganzen folgenden Jahres. An diese Anwendung glaubte man fest und versuchte sie durchzuführen.

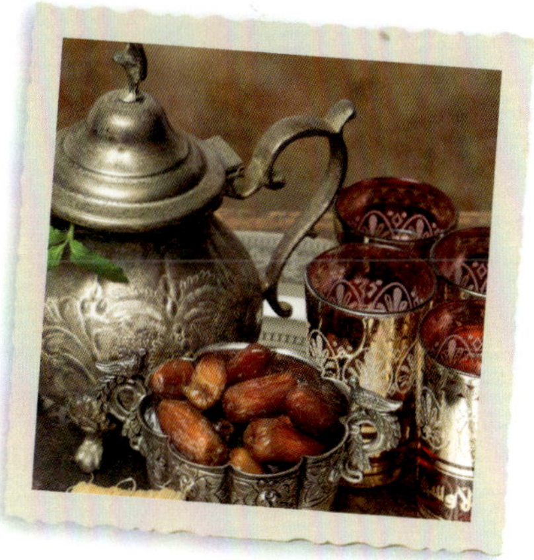

Blasenleiden

Gegen Genital- und Blasenleiden findet man in der Volksmedizin viele Eierrezepte mit verschiedensten Beigaben, ebenso wie bei Rotlauf, Durchfällen, Magenerkrankungen und Wunden.

Aphrodisiakum

In allen Kulturen gleichermaßen hält sich hartnäckig die Vorstellung, Wachteleier würden die Potenz und Zeugungsfähigkeit des Mannes stärken und den Kinderreichtum der Frauen fördern. Als ein Aphrodisiakum gegen sexuelle Schwäche war es bei den alten Persern, den Türken, den Römern und auch im deutschen Kulturkreis bekannt.

Eine Wachtelspeise fehlt heute bei kaum einem Buffet in den Ländern des muslimischen Kulturkreises. Im Iran und im Irak, im Jemen oder in den Zelten der Berber Tunesiens stehen, sie hoch im Kurs.

Namensgeberin

Ganze Orte wurden nach Wachteln benannt, zum Beispiel das norddeutsche Kröpelin, vom slawischen crepelice, das heißt „Ort der Wachteln“ – man kann sich also vorstellen, wie häufig hier früher der „Wachtelschlag“ zu hören war.

HEILENDE NAHRUNG

Ernährung soll vor allem einfach sein, denn trotz aller Beschäftigung damit soll sie Freude machen und nicht unsere ganze freie Zeit verbrauchen. Es gibt kein Patentrezept, denn wegen der Unterschiedlichkeit unserer Körper, unseres Gesundheitszustandes und unserer Lebensverhältnisse müssen wir vorerst natürlich einiges an Gehirnschmalz investieren. Auf der Suche nach Möglichkeiten einer natürlichen Heilung stieß der bosnische Chemiker Imzirovic auf ein erstaunliches, viel versprechendes Nahrungsmittel, die Wachtel und vor allem das Wachtelei, und sieht es als Antwort auf alle Fragen nach Gesundheit und Lebensfreude.

Das gute Ei

Eier sind eine Alternative zu Wurst und Fleisch. Sie enthalten außer hochwertigem Eiweiß die Mineralstoffe Kalium und Kalzium, Phosphor und Eisen. Das Vitamin A, alle Vitamine der B-Gruppe, dazu Vitamin E, D und K haben größte biologische Verfügbarkeit. Sie enthalten auch Cholesterin. Viele Publikationen haben in den letzten Jahren auf die Gefahr eines erhöhten Cholesterinspiegels hingewiesen und damit das Ei in Verruf gebracht. Alle neueren Untersuchungen beweisen aber, dass das schädliche Cholesterin wenig bis nichts mit dem Verzehr von Eiern zu tun hat. Für die Entwicklung eines Kükens ist Cholesterin notwendig, die Natur lässt keine cholesterinfreien Eier zu.

Dass sich die Schönen und Reichen dieser Welt in ihren teuren Lokalen und feinen Gourmettempeln immer schon Wachteleier und Wachtelfleisch servieren und etwas kosten ließen, sei hier nur der Vollständigkeit halber vermerkt.

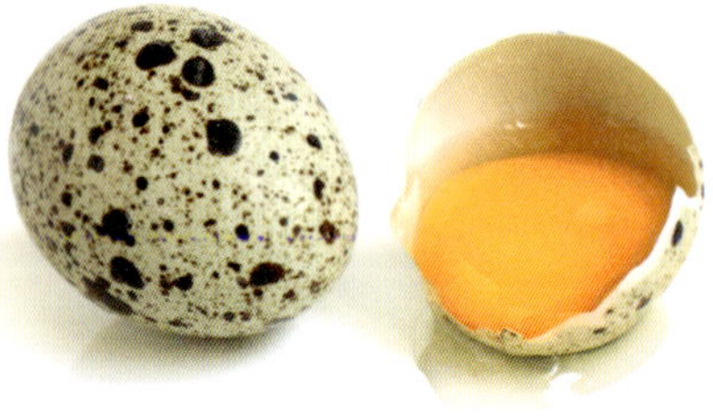

Während die Deutsche Gesellschaft für Ernährung einen Verbrauch von etwa 4 Hühnereiern pro Woche empfiehlt (das sind etwa 16 Wachteleier, wenn man das Gewicht umlegt), sind es bei der WHO (Weltgesundheitsorganisation) 10 Hühnereier pro Woche (das sind etwa 40 Wachteleier).

100 g Wachtelei enthalten:

- 13 g Eiweiß
- 11 g Fett
- 1,2 g Kohlenhydrate
- 150 Kalorien

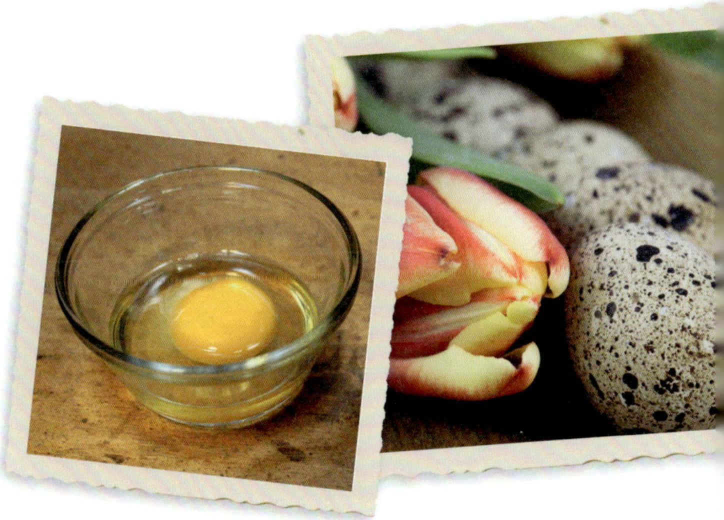

Die wertvollen Inhaltsstoffe sind in Dotter und Eiklar in ihrer Zusammensetzung verschieden.

Der *Fettgehalt* ist im Dotter höher als im Eiklar, beim Eiweißgehalt ist es genau umgekehrt.

Fett findet man im Eiklar kaum, im Dotter dagegen in Verbindung mit Cholesterin reichlich. Der Cholesteringehalt im Wachteldotter beträgt etwa 2,1 %, ist also etwas höher als der im Hühnerdotter (1,26 %). Je mehr Eier eine Henne legt, desto geringer wird der Cholesteringehalt des einzelnen Eis.

Die *Vitamine* befinden sich überwiegend im Dotter, die Mineralstoffe Kalium, Phosphor und Eisen ebenfalls hauptsächlich im Eigelb. Natrium und Kalium sind im Eiweiß zu finden.

Der Wachtelvater

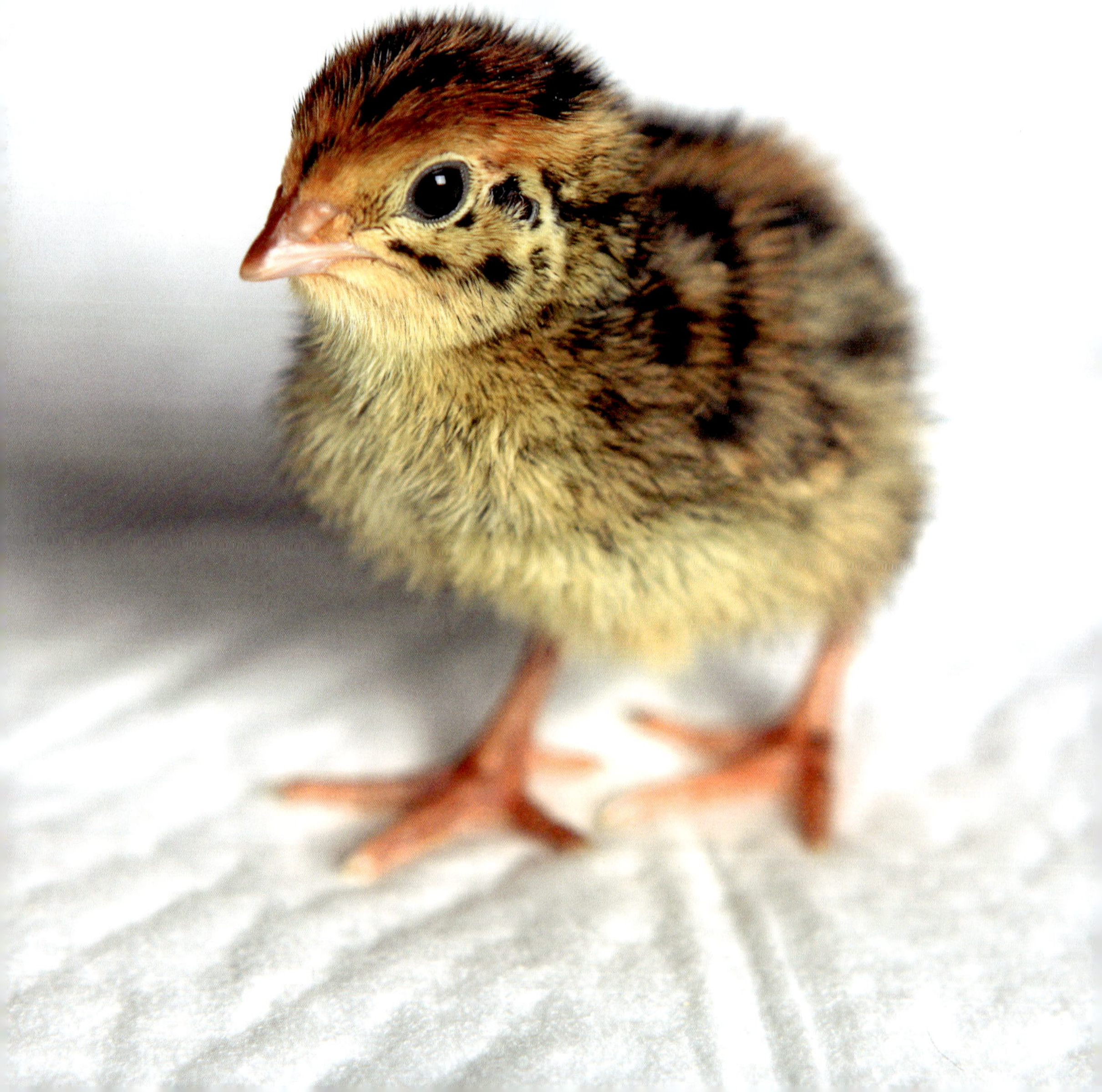

DER WACHTELVATER

Uzejir Imsirovic hat Vögel immer schon geliebt. Daran änderte auch das Chemiestudium und die anschließende Arbeit in Laboratorien nichts. Kaum wieder in den eigenen vier Wänden, hatte er in Volieren zu tun, die immer den größeren Teil seiner Wohnungen in Anspruch nahmen.

Seit seinem 5. Lebensjahr hält er Vögel. Zuerst waren es Tauben, dann Kanarienvögel, und dann waren es immer nur mehr Wachteln. Am Anfang, noch wenig bewandert in der Tierpflege, schaute er sich die Fütterungsregeln bei seiner Großmutter ab, die die schönsten und legefreudigsten Hühner der Gegend besaß. Warum legten Omas Hühner bereits mit 3 Monaten Eier, die der anderen aber erst mit 6 Monaten?

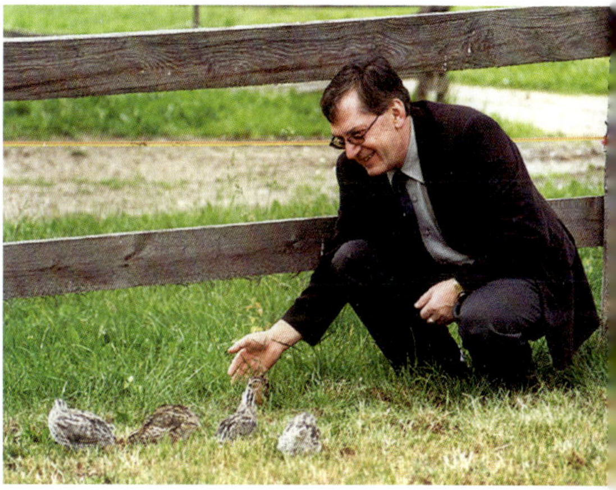

Vielleicht wurde damals der Grundstein zum künftigen Chemiker gelegt, denn er erkannte schon als Volksschüler, dass das Geheimnis in der Zusammensetzung, also der »biologischen Wertigkeit« des Futters liegen musste. Den Hühnern war nicht egal, was sie fraßen. Je höher die Qualität des Futters, desto besser ihre Legeleistung, desto schöner die Federn, desto stolzer der Gang.

Was bei den Tauben noch einfach umzusetzen war, wurde schwierig bei den Kanarienvögeln, denn die mussten außer durch glänzendes Gefieder auch noch durch eine kräftige Stimme auffallen, und brüten sollten sie auch. Herr Imsirovic hielt hunderte Vögel gleichzeitig

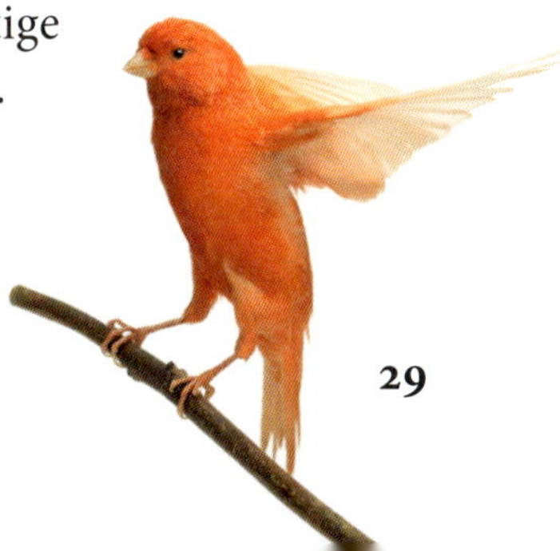

und stellte Gruppen zusammen, die er unterschiedlich ernährte. Nach vielen Versuchen hatte er die besten Kanarienvögel Bosniens, sie lebten am längsten, sie sangen am ausdauerndsten und lautesten (zum Leidwesen der Nachbarn) und sie hatten bis zu ihrem letzten Lebenstag gesunde Schleimhäute und glänzendes Gefieder.

»Beobachtung ist die Grundlage aller Beziehungen, auch der zu den Tieren. Wenn man gesunde Tiere haben will, muss man ihnen gesunde Nahrung geben und ihnen ein freundliches Umfeld bereiten. Der Mensch hat das vergessen, sonst wäre es nie zu Tierfabriken gekommen.«

Bei den vielen unterschiedlichen Fütterungsansätzen probierte er es bei seinen Vögeln natürlich auch mit gehacktem Ei, einem Futterzusatz, der auch unseren Vogelzüchtern vertraut ist. Und weil einer seiner Freunde gerade Wachteleier hatte, nahm er auch diese.

Die grandiosen Auswirkungen der Wachteleier auf die Gesundheit der Kanarienvögel und Urhühner, die sich sehr bald zeigten, waren der Start zu einem Projekt, mit dem Herr Imsirovic zuerst einmal sich selbst half. Zeitgleich war nämlich er in der Fachbibliothek eines großen chemischen Konzerns in Zvornik, wo er im Zentrallabor arbeitete, auf eine japanische Studie über Hiroshima-Opfer gestoßen. Hier stand schwarz auf weiß zu lesen, dass das Wachtelei in Japan zur Behandlung der Strahlenkrankheit eingesetzt wird, und viele Heilerfolge, auch bei anderen gesundheitlichen Problemen, waren angeführt.

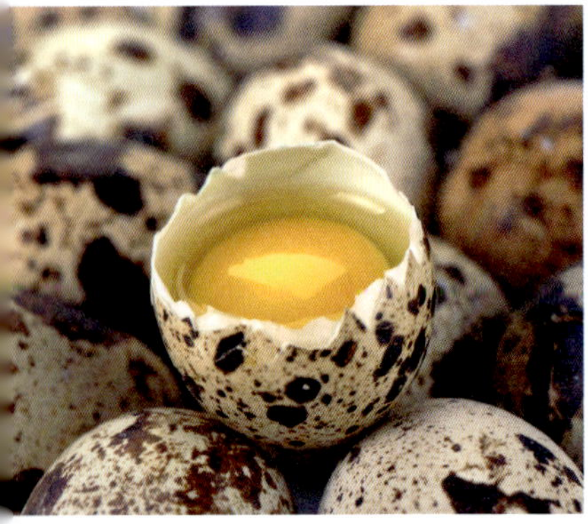

Herr Imsirovic war ein kränklicher Mensch mit einer Allergie gegen Antibiotika. Außerdem hatte sich ein großer Tumor entwickelt, den er schulmedizinisch behandeln ließ. Zunehmend misstraute er den Ärzten, denn sein Befinden verschlechterte sich laufend. Er war damals 40 Jahre alt und hatte Angst. Wegen desselben Leidens waren bereits Vater und Bruder operiert worden, einer in Deutschland, der andere in Bosnien. Die Lebensqualität der beiden überzeugte ihn nicht, sie starben sehr bald. Nach insgesamt 20 Krankenhausaufenthalten, die immer ausgedehnter wurden, suchte er verzweifelt nach Alternativen. Er probierte es bei Wunderheilern und bei Kräuterkundigen. Jeder half ihm auf seine Weise. Der Durchbruch kam aber mit einer Idee, die er aus den japanischen Publikationen entlehnte, wo auf besondere Heilerfolge hingewiesen wurde. Er baute in seine persönliche Ernährung die rohen Eier von Wachteln ein. Aber es durften keine x-beliebigen Eier sein, sondern von Tieren, die er selbst fütterte und versorgte.

Heilerfolg

Einen seiner spektakulärsten Erfolge errang er bei der Tochter einer Kinderärztin aus Belgrad (lebensbedrohende Asthmaanfälle), ein weiterer war die Rettung des bereits brandigen Beines eines Mitglieds der damaligen Geheimpolizei

Er aß hinfort Wachteleier aus der eigenen Zucht, probierte die japanische Therapie an sich selbst aus und wurde gesund. Als er die Eier dann auch bei Krankheiten in der Familie und Nachbarschaft einsetzte und ausgesprochen erfolgreich damit war, verbreitete sich dies wie ein Lauffeuer. Aus allen Teilen Bosniens kamen Heilung suchende Menschen. Manchmal waren sie enttäuscht, weil sie einen alten, weisen Mann erwartet hatten. Und da stand ein Mensch in der Blüte seiner Jahre, der bot nichts anderes, als er hatte: Wachteleier.

Die Mundpropaganda machte ihn bis in höchste Kreise bekannt. Bei jeder neuen Heilung bat er darum, es nicht

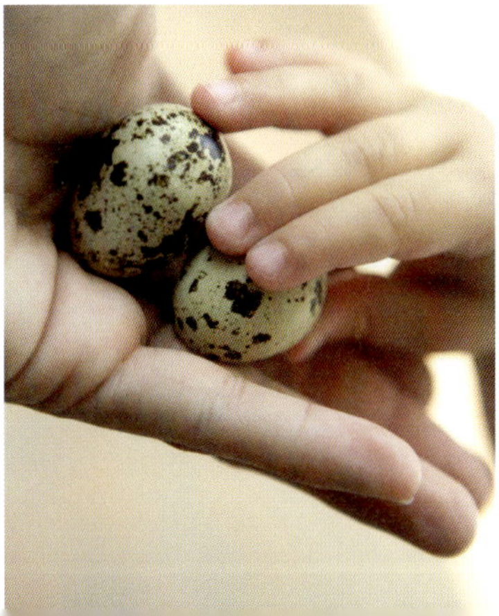

weiterzuerzählen, denn es tat ihm weh, die Schlange wartender Menschen vor seinem Haus zu sehen, denen er keine Eier mehr geben konnte. Sie wurden nicht so schnell gelegt, wie er sie brauchte.

Immer häufiger wurde er in Krankenhäuser geholt, wo er bereits aufgegebenen Patienten das Leben retten sollte, was häufig auch gelang. Mediziner stellten sich bei ihm ein, um hinter sein Geheimnis zu kommen.

Während dieser ganzen Zeit experimentierte er mit seinen Wachteln. Sie sollten Eier legen, die sich besonders heilsam auf bestimmte Krankheiten auswirkten. Das ging nur durch spezielle Fütterung und hier scheute er keine Kosten und Mühen. Seine Wachteln erhielten besondere Keime und Sprossen, spezielle Kräutersamen ergänzten das Futter, und so war Uzejir Imsirovic bald in der Lage, für schwierige Fälle besondere Wachteleier anzubieten.

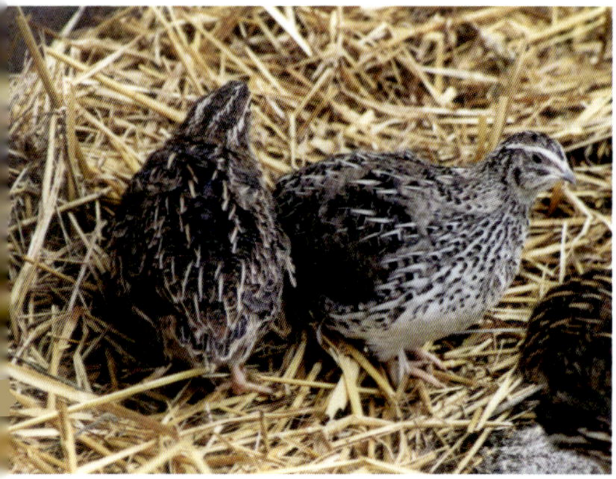

Uzejir kommt aus dem Hebräischen und bedeutet Hilfe. Eine Hilfe wurde er für unzählige Personen, obwohl niemand verstand, was er da eigentlich tat. Er lernte im Laufe der Jahre natürlich auch dazu. Hatte er seinen Asthmapatienten früher zwei Mal drei Eier (natürlich roh) über 40 Tage empfohlen, zeigten seine Beobachtungen, dass erst die Einnahme über mindestens 6 Monate erfolgreich war. Erst dann war Asthma geheilt. Bei kürzerer Einnahmezeit kamen die Anfälle, wenn auch vermindert, wieder.

Womit Herr Imsirovic seine Wachteln fütterte und warum sich gerade die Eier seiner Wachteln so erfolgreich für die Gesundheitspflege einsetzen lassen, blieb sein persönliches Geheimnis, das er mit niemandem teilte.

Die Weltgeschichte hat ihn überrollt. Er kam während der Bosnienkrise als Flüchtling nach Österreich. Wie alles, was der Mensch braucht, wurde auch seine Idee der »guten Wachteleier«, die »gegen alles« helfen, aufgegriffen. Vielleicht, weil die Zeit reif war und Menschen instinktiv einen verborgenen Schatz vermuteten. Vielleicht, weil Wachteleier so gerufen kamen – für viele der »neuen« Krankheiten, die durch unsere moderne Lebensweise überhand nehmen.

Begeistert berichtete der »Erfinder« über die positiven Auswirkungen bei Allergien, Diabetes, Rheuma, Unfruchtbarkeit und manchmal auch bei Krebs. Mit wachsendem Interesse lauschte man seinen Erzählungen über die rapide Heilung diverser chronischer Beschwerden bei seinen Freunden. Informationen über die geistige Leistungsfähigkeit, die bei gesunden Anwendern von Woche zu Woche stieg, waren das Tüpfelchen auf dem I.

Hat uns »Mutter Natur« hier ein Mittel geschenkt, das Krankheitserreger vertreibt, ohne Schwächung des Immunsystems, ohne Zerstörung der Darmflora, ohne jene Folgen, die der Gebrauch von Medikamenten manchmal hat?

Eine ungesunde und mit Zusätzen belastete Ernährung schwächt unser Immunsystem so sehr, dass es mit der Abwehr vieler Erreger überfordert ist. Sie machen es sich in unserem Körper bequem und entfalten ihre (un)heimliche Produktivität. Herr Imsirovic machte immer wieder darauf aufmerksam, wie wichtig es sei, den Körper von innen zu »putzen«.

Für die weltweit beste »Putztruppe« hielt er Wachteleier – gelegt von vorbildlich betreuten, glücklichen Wachteln, die so penibel gesund ernährt werden, wie wir es uns für uns selbst wünschen würden.

Das Gleichgewicht im Immunsystem geht verloren, wenn Killerzellen überhand nehmen und nicht »weggeputzt« werden; Herr Imsirovic erklärte dies temperamentvoll und anschaulich.

Jungbrunnen

Man kann sich gezielt verjüngen, meinte Herr Imsirovic und nannte die Wachteleier einen „biologischen Jungbrunnen“, denn das Bindegewebe erhält durch die enthaltenen Aminosäuren einen Frischeschub. Für den Aufbau des Bindegewebes werden vor allem Lysin und Glycin benötigt und bereits eine einzige gesunde Mahlzeit mit Wachteleiern hat Auswirkungen und kann das Erscheinungsbild innerhalb weniger Stunden deutlich verbessern. Auf Dauer verschwinden ernährungsbedingte Falten, die Haut verändert sich, die Augen werden wach und glänzend

Wenn zu viele Killerzellen im Körper kreisen, können viele Krankheiten auftreten: verschiedene Rheumaformen, Nierenerkrankungen, Hepatitisformen, Leberstörungen, Nervenerkrankungen, Gefäßentzündungen, Allergien und, wie neuerdings beobachtet wurde, auch Diabetes mellitus, die Zuckerkrankheit. Es war eine Sensation, als man herausfand, dass Allergiker an der gleichen Basisstörung des Abwehrsystems leiden, wie zum Beispiel Menschen mit Hautkrebs.

Bereits wenige bösartige Zellen, mit denen der Organismus normalerweise leicht fertig wird, können, wenn das Immunsystem geschwächt ist, im schlimmsten Fall Krebs auslösen. Das zeigt, wie lebenswichtig ein funktionierendes Immunsystem ist und wie notwendig nebenwirkungsfreie Mittel werden, wie es das Wachtelei sein könnte.

»Wir Menschen sollten nur das essen, was uns wirklich gut bekommt«, sagte Herr Imsirovic. »Für mich ist eine Medizin nur dann ein Heilmittel, wenn sie keine Nebenwirkungen hat. Ich kann nicht begreifen, dass jemand Medikamente akzeptiert, die Nebenwirkungen haben. Auch wenn gesagt wird, dass Nebenwirkungen nur bei einem kleinen Prozentsatz der Anwender zum Tragen kommen – was hilft es mir, wenn ich dieser tausendste oder zehntausendste Mensch bin?

Niemand kann garantieren, welche Auswirkungen eine bestimmte Substanz auf mich hat. Ich möchte kein Versuchstier sein, und ich glaube, das will niemand wirklich.

Ich züchte und beobachte Wachteln fast mein ganzes Leben lang, und ich hatte nie einen Menschen, der mit Nebenwirkungen auf meine Wachteleier reagiert hätte.

Beobachtung ist die wichtigste Sache der Welt.

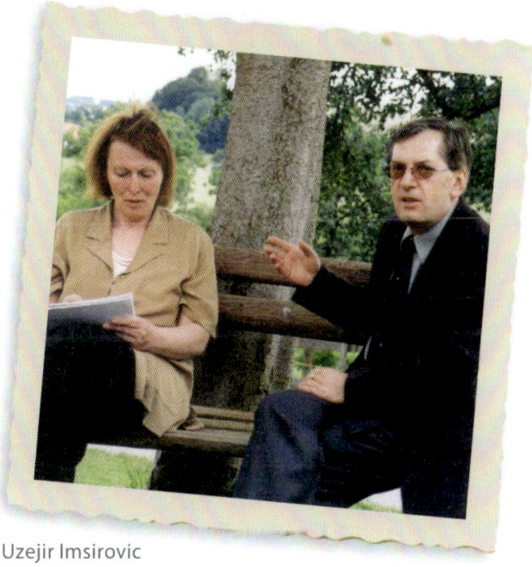

Uzejir Imsirovic
im Gespräch mit der Autorin Siegrid Hirsch

Beobachtung ist die wichtigste Sache der Welt, und ich habe meine ganze Energie und Kraft investiert, um keine falschen Schlüsse zu ziehen. Unsere Vorfahren waren auch gute Beobachter, denn sie nannten die Wachtel das Königstier. Ja, sie ist ein Königstier! Sie ist zwar äußerlich nicht kriegerisch wie andere Könige im Tierreich, aber sie schenkt uns etwas, das uns hilft, einen immerwährenden Krieg in unserem Körper zu bestehen: den Krieg gegen Krankheit und Tod. Für mich steht fest: Die Wachtel ist ein Gesundheitsgeschenk Gottes.“

Der Wachtelvater ging nach einigen Jahren in Österreich, nach Beendigung des Kriegs in seinem Heimatland, wieder nach Bosnien zurück. Er hielt immer Verbindung mit den neu gewonnenen österreichischen Freunden. Immer wieder erwähnte er, es sei ihm bewusst, dass ihm seine Wachteln Jahre und Jahrzehnte geschenkt hätten. Hätte er das Geheimnis der Wachteln nicht erforscht, wäre er längst seinem Vater und Bruder gefolgt und in jungen Jahren gestorben. Ewige Jugend haben ihm seine Wachteleier zwar nicht geschenkt, aber ein langes, erfülltes Leben.

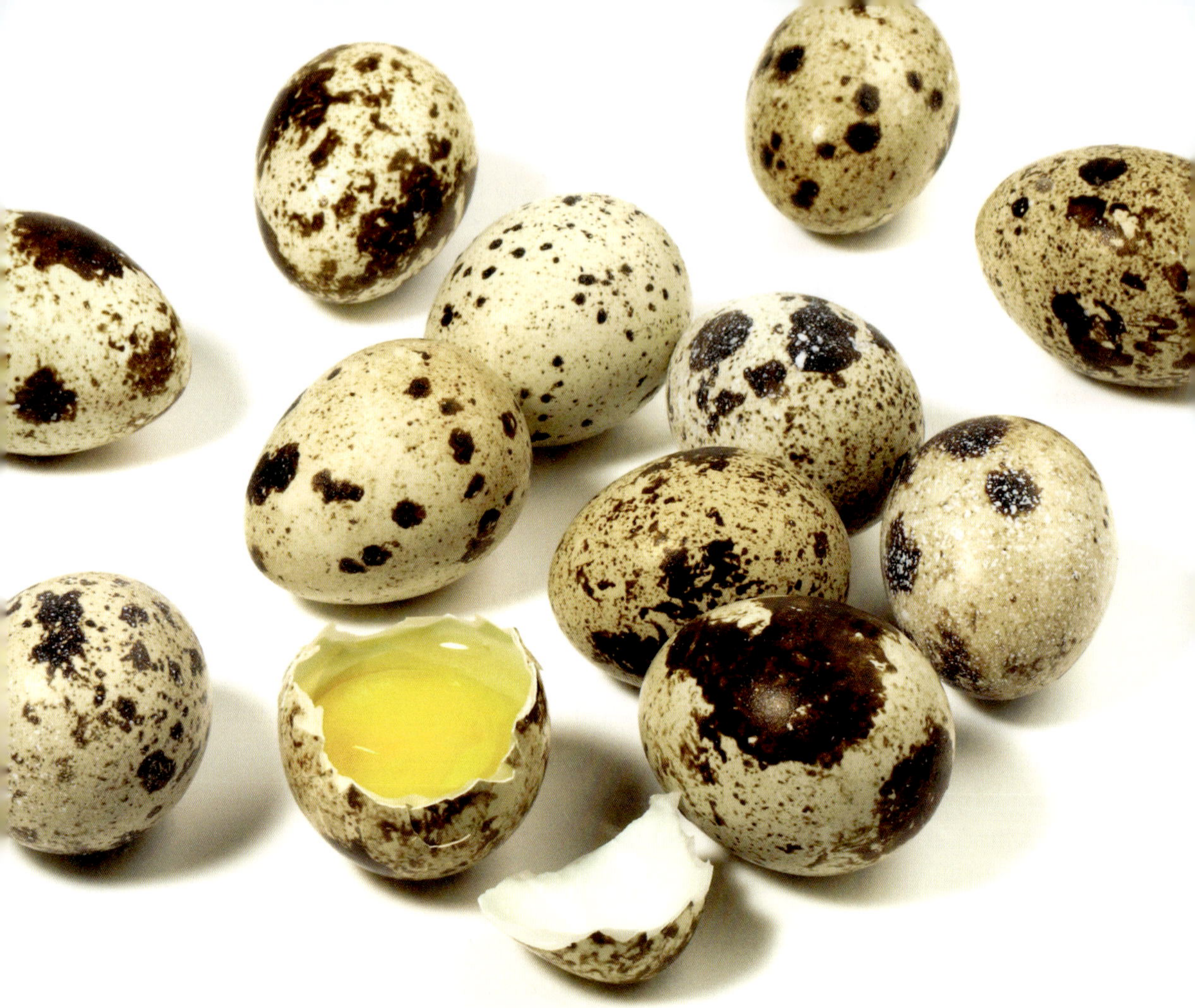

Protein, ein Lebensspender

PROTEIN, EIN LEBENSSPENDER

»Proteo« ist ein griechisches Wort und bedeutet »das Wichtigste«. Protein ist die allgemeine Bezeichnung für den Nährstoff Eiweiß, ohne den kein wie immer geartetes Leben möglich ist. Wenn Pflanzen im Herbst ihre Blätter verlieren, zersetzen sich ihre Proteine und werden wieder zu einzelnen Aminosäuren. Eiweiße (Proteine) bilden das Grundgerüst aller Pflanzen-, Tier- und Menschenzellen. Proteine werden vom Körper aus insgesamt 20 Aminosäuren hergestellt, ohne sie geht gar nichts. Sie sind für die Herstellung von Hormonen und Enzymen ebenso notwendig wie für unsere Antikörper, das Bindegewebe oder den roten Blutfarbstoff Hämoglobin.

Aminosäuren werden vom Körper selbst aufgebaut, ein Teil von ihnen muss aber laufend über die Nahrung zugeführt werden, damit die unzähligen unterschiedlichen Eiweißkörper gebildet werden können.

Phenylalanin (PA) und Tyrosin

Beide Aminosäuren spielen eine wichtige Rolle beim Hormon- und Neurotransmitter-Stoffwechsel. Phenylalanin kann zwar in der Leber in Tyrosin umgewandelt werden, aber bereits wenn eine leichte Leberstörung vorliegt, die der Mensch noch gar nicht merkt, ist diese Umwandlung behindert, und Tyrosin muss ebenfalls über die Nahrung zugeführt werden. Die beiden Aminosäuren wandern mit der Blutzirkulation ins Gehirn und stellen Neurotransmitter (Botenstoffe, damit sich die Nervenzellen untereinander verständigen können) her. PA verlangsamt den Abbau von Zellverbindungen, die schmerzlindernde und antidepressive Eigenschaften haben. Tyrosin wird bei der Herstellung des Schilddrüsenhormons gebraucht und ist ein Vorläufer des Melanins (Hautpigment).

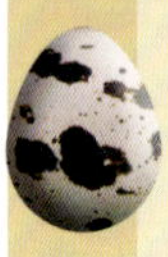

Der tägliche Bedarf an Phenylalanin + Tyrosin beträgt 14 mg/kg Körpergewicht.
Ein 70 kg schwerer Mensch braucht also 980 mg.
Er deckt seinen Bedarf bereits durch 100 g Rindfleisch, 100 g Thunfisch, 50 g Sojabohnen oder ➢ 4 Wachteleier.

Tryptophan

Diese Aminosäure ist der Vorläufer des Botenstoffes Serotonin und des Niacin (Vitamin B3), zweier lebenswichtiger Verbindungen. Sie begünstigt außerdem die Zinkaufnahme aus der Nahrung, hilft Bluthochdruck zu senken und wirkt sich regulierend auf den Blutzuckerspiegel aus. Eine durchschnittlich gute Ernährung beinhaltet fast immer zu wenig Tryptophan, da es selten vorkommt.

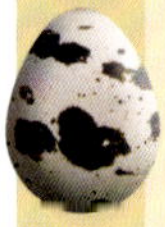

Der tägliche Bedarf an Tryptophan beträgt 3,5 mg/kg Körpergewicht.
Ein 70 kg schwerer Mensch braucht also 245 mg.
Er deckt seinen Bedarf durch 50 g Cashewnüsse, 80 g Kalbfleisch, 150 g Haferflocken oder ➢ 3 Wachteleier.

Leucin, Isoleucin und Valin (BCAAs)

Diese drei Aminosäuren kommen in vielen Lebensmitteln ausreichend vor. Sie werden an der Leber vorbei direkt in die Muskeln transportiert. Die Muskelzellen brauchen sie als Energiequelle. Die BCAAs stimulieren die Freisetzung von Insulin und senken den Proteinabbau bei Stress (Verletzungen, Operationen). Unerlässlich sind BCAAs für Sportler, weil beim Training die Proteinsynthese auf Hochtouren läuft. BCAAs unterstützen den Muskelaufbau.

Der tägliche Bedarf an Valin und Isoleucin beträgt 10 mg/kg Körpergewicht, an Leucin 14 mg/kg Körpergewicht. Ein 70 kg schwerer Mensch braucht also 700 bzw. 980 mg. Er deckt seinen Bedarf durch 100 g Kalbsfilet, 80 g Lachs, 1 l Milch oder ➢ 6 Wachteleier.

Lysin

Ein Mangel an dieser essenziellen Aminosäure führt zu Wachstumsstörungen, vor allem aber zu einer gestörten Immunfunktion. Lysin wehrt Viren ab und hält unser Immunsystem aufrecht, Herpesinfektionen haben bei ausreichender Zufuhr wenig Chancen. Kinder benötigen besonders viel Lysin, etwa 44 mg/kg Körpergewicht.

Der tägliche Bedarf an Lysin beträgt 14 mg/kg Körpergewicht. Ein 70 kg schwerer Mensch braucht 980 mg.
Er deckt seinen Bedarf durch 50 g Thunfisch, 50 g Schweinefleisch, 70 g Linsen, 100 g Erdnüsse, 50 g Weizenkeime, ½ gebratene Wachtel oder ➢ 6 Wachteleier.

Methionin (SAM)

Diese Aminosäure spielt eine entscheidende Rolle bei der Zusammenfügung (Synthese) vieler Verbindungen im Körper. Methionin ist für die Hormon- und Proteinsynthese unverzichtbar und besonders aktiv in der Leber und im Gehirn. Ohne seine Unterstützung funktioniert unser Denkapparat nicht richtig. Angst und Depressionen sind oft auf einen niedrigen Methioninspiegel zurückzuführen. Es wirkt histaminabbauend und lässt die Allergiebereitschaft sinken, zusammen mit Zink fördert es die Ausscheidung von Schwermetallen. Steine in den Harnwegen, die als Folge von Harnwegsinfektionen auftreten, werden durch SAM verhindert, Leberentzündungen durch Alkoholmissbrauch positiv beeinflusst. Bei Parkinson reduziert SAM das Zittern und erhöht die Bewegungsfähigkeit.

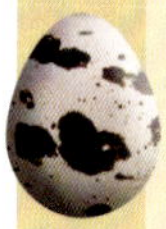

Der tägliche Bedarf an Methionin beträgt
13 mg/kg Körpergewicht.
Ein 70 kg schwerer Mensch benötigt also 910 mg.
Er deckt seinen Bedarf durch 150 g Lachs, 50 g Garnele, 200 g Sojabohnen, 150 g Hühnerfleisch, 180 g Rindfleisch, 100 g Weizenkeime, 1 gebratene Wachtel oder ➤ 9 Wachteleier.

Threonin

Hilft bei der optimalen Funktion des Immunsystems und hält die Thymusdrüse gesund, die für die Produktion der weißen Blutkörperchen verantwortlich ist. Threonin fördert die Reaktion der weißen Blutkörperchen gegenüber Krebszellen und bei Infektionen. Für das Wachstum ist Threonin unentbehrlich; wo Mangel besteht, bleibt die Knochenentwicklung zurück. Es kann im Körper in Glycin umgewandelt werden und erhöht dann die Ausscheidung von Harnsäure, was sich auf Gichtpatienten wohltuend auswirkt. Auch Störungen des Nervensystems (z. B. MS) werden bei ausreichender Zufuhr verbessert.

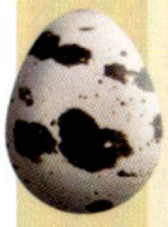

Der tägliche Bedarf an Threonin beträgt 7 mg/kg Körpergewicht.
Ein 70 kg schwerer Mensch benötigt also 490 mg.
Er deckt seinen Bedarf durch 50 g Bachforelle, 25 g Sojabohnen, 50 g Sonnenblumensamen, 30 g Weizenkeime, ½ gebratene Wachtel oder ➤ 3 Wachteleier.

Das Wachtelei – hohe biologische Wertigkeit

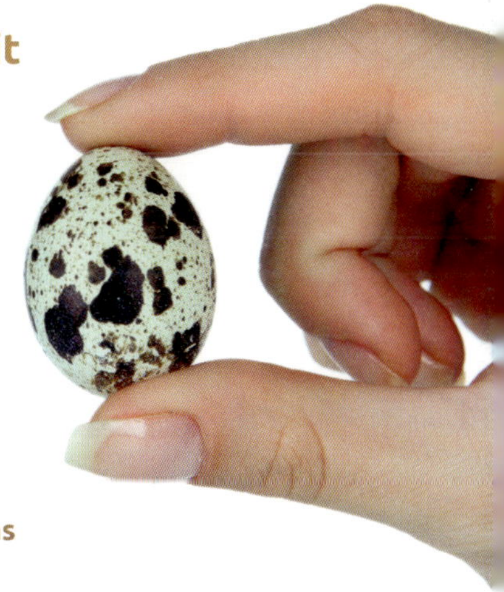

Samen, Nüsse, Rogen (z. B. Kaviar) und auch Eier dienen in der Natur einem gemeinsamen Zweck. Sie sollen neues Leben hervorbringen. Deshalb ist alles, was ein im Aufbau befindlicher Organismus benötigt, reichlich vorhanden. Aus einem Ei soll sich ein Küken entwickeln und dazu braucht es Inhaltsstoffe von höchster Qualität.

Eier sind eine ausgezeichnete Quelle für komplettes Eiweiß, das vom Körper sehr gut verwertet werden kann.

Ein Ei liefert, genau betrachtet, keine Riesenmengen an Eiweiß. Nur 13 g befinden sich in 100 g Ei. Aber dieses Eiweiß hat die höchste überhaupt mögliche biologische Wertigkeit von 100. Eiprotein ist nämlich in seiner Zusammensetzung dem menschlichen Eiweiß unglaublich ähnlich. Die Aminosäuren sind in annähernd demselben Mengenverhältnis vorhanden, wie sie auch im Körpereiweiß des Menschen vorkommen. Aus 100 g Nahrungseiweiß kann also 100 g Körpereiweiß gebildet werden. Durch richtige Kombination mit anderen Lebensmitteln kann man die biologische Wertigkeit erhöhen. Isst man 100 g Wachtelei und zwei Kartoffeln, hat man bereits die biologische Wertigkeit von ca. 130, das heißt, daraus kann der Körper 130 g körpereigenes Protein herstellen.

Das gilt natürlich nicht nur für das Wachtel-, sondern auch für das Hühnerei. Am Hühnerei ist dann nichts zu bekritteln, wenn ein gesundes, noch nicht degeneriertes, vorbildlich ernährtes Biohuhn das Ei legt. Mit Schaudern erinnert mancher sich noch an die nach Fisch schmeckenden Eier des letzten Jahrhunderts (die Hühner waren mit Fischmehl aufgezogen worden), und ich denke heute noch an den Kuchen einer bestimmten Familie, die ihre Hühner überhaupt nicht fütterte, weil es im Stall und auf dem Misthaufen ohnehin viel zum Fressen gab. Wer den Kuchen aß, wusste hinfort, wie Mistwürmer schmecken. Ich möchte diese Erfahrungen nicht missen, haben sie mir doch gaumenintensiv mitgeteilt, was ich vorher nur gelesen hatte: Auf das Futter kommt es an.

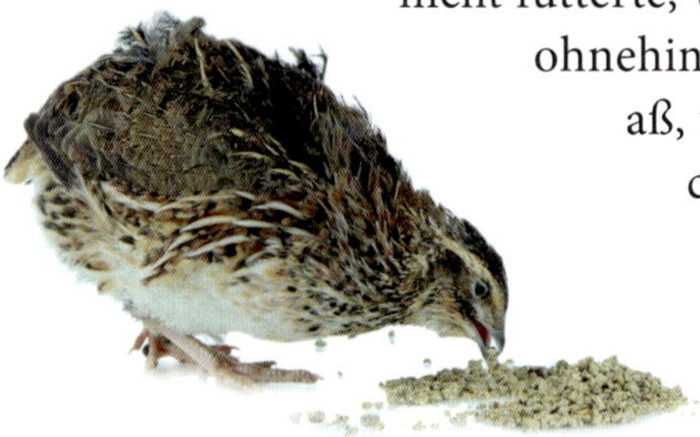

Tägliche Eiweißzufuhr

Ein durchschnittlicher Mitteleuropäer (aber was ist schon durchschnittlich?) braucht pro Tag zwischen 50 und 100 g Eiweiß. Es wäre nicht sinnvoll und auch ziemlich eintönig, den Eiweißbedarf nur durch Eier abzudecken. Wo blieben da wunderbare Proteinlieferanten wie Brokkoli, Erbsen und Linsen, Bohnen, Kartoffeln, die guten Milchprodukte und Fisch? Wie überall ist auch hier Ausgewogenheit angesagt. Aber als Nahrungsergänzung, um Körperdepots wiederum mit fehlenden Stoffen aufzufüllen – warum eigentlich nicht?

Die acht essenziellen Aminosäuren, die der Mensch durchs Essen zuführen muss und die im Ei in optimalem Verhältnis vorhanden sind:

8 Aminosäuren

- Leucin
- Isoleucin
- Lysin
- Methionin
- Phenylalanin
- Threonin
- Tryptophan
- Valin

Bei Kindern sind es zusätzlich:

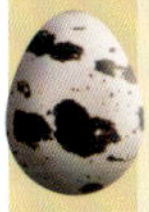

- Histidin
- Arginin

Bis zur Pubertät ist der Stoffwechsel nicht imstande, diese beiden Aminosäuren herzustellen. Die Histidinsynthese kann bei Frauen ab dem 30. Lebensjahr gestört sein, wenn sie sich falsch ernähren. Die Folge kann Orgasmusunfähigkeit sein. Essenzielle Aminosäuren werden diese Stoffe deshalb genannt, weil der Körper sie nicht selbst synthetisieren kann.

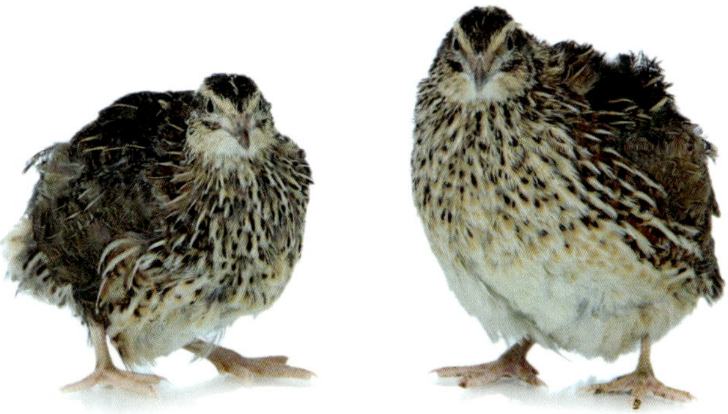

DAS FETT

Fett ist im Dotter in Verbindung mit Lezithin und Cholesterin reichlich vorhanden. Im Eiklar findet man es nur in Spuren.

Zusammensetzung des Fettes im Ei

- 38 % einfach ungesättigte Fettsäuren
- 14 % mehrfach ungesättigte Fettsäuren
- 32 % gesättigte Fettsäuren u. a.

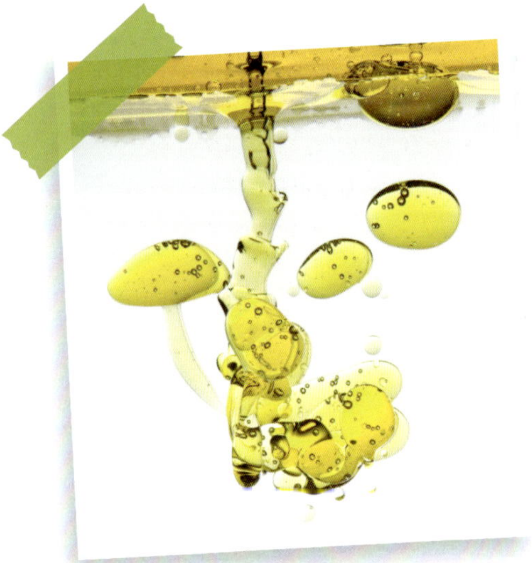

Fett ist allgegenwärtig, in fast allen Lebensmitteln vorhanden, und gerade bei Fett sollte man ausgesprochen wählerisch sein. Alles, was wirklich gut mundet, hat ziemlich hohe Fettanteile, denn Fett transportiert die Geschmacksstoffe.

Nahrungsmittel mit einem hohen Anteil an ungesättigten Fettsäuren sind für unseren Körper wertvoll, gesättigte Fettsäuren sind weniger stoffwechselaktiv. Einen Mangel an ungesättigten Fettsäuren erkennt man an den rötlichen Hautveränderungen mancher Menschen (Wangen).

Bei einer Überprüfung des Wachteleis in einem oberösterreichischen bioanalytischen Laboratorium kam man zu folgendem Schluss:

- Das Fettsäuremuster der überprüften Eiprodukte (Gegenüberstellung Hühnerei und Wachtelei) ist einfach zusammengesetzt.
- Die Kettenlängen betragen 16 und 18 C-Atome.
- Die Zusammensetzung der für den Organismus wertvollen

ungesättigten Fettsäuren (Ölsäure, Linolsäure und Linolensäure) ist deutlich unterschiedlich.

- Das Wachtelei weist gegenüber dem Hühnerei den höchsten Wert an Linolsäure und Linolensäure auf.

Linolsäure und Linolensäure

Unser Körper kann alle Fettsäuren, die er braucht, selbst herstellen; eigentlich müssten wir ihm also gar kein Fett zuführen – mit der Ausnahme von Linolsäure und Linolensäure. Diese mehrfach ungesättigten Fettsäuren müssen aus der Nahrung stammen. Die beiden essenziellen Fettsäuren machen die Zellwände geschmeidig. Sind sie nicht ausreichend vorhanden, nimmt der Körper stattdessen gesättigte Fettsäuren und lagert sie in den Zellwänden ein; die Wände werden starr, und ihre Funktion nimmt ab. Für eine gesunde Haut, für die Erhaltung der geistigen Leistungsfähigkeit und für eine verminderte Entzündungsneigung sind die beiden Fettsäuren unbedingt notwendig. Weitere Folgen von Mangelzuständen sind gestörte Sehkraft, Haarausfall, Nierenschäden und Leberstörungen. Die besten Lieferanten sind kaltgepresste Pflanzenöle, aber auch das Wachtelei versorgt mit den lebensnotwendigen Stoffen.

Linolsäure

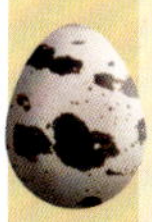

- Hühnerei: 14,1 % | Wachtelei: 24,4 %

Linolsäure ist ein essentieller, also lebensnotwendiger Stoff und muss über die Nahrung zugeführt werden. Aus Linolsäure werden im Körper die in Entzündungsprozessen wichtigen Stoffe hergestellt. Linolsäure ist ein Bestandteil unserer Haut und wird deshalb häufig in kosmetischen Produkten eingesetzt, denn sie ermöglicht der Haut, starke Barrieren gegen das Eindringen schädlicher Keime zu bilden.

Linolensäure

➢ Hühnerei: 0 % | Wachtelei: 1,8 %

Linolensäure (ALA) ist ein lebensnotweniger Stoff, der zur Bildung der Omega-3-Fettsäuren nötig ist. Im Stoffwechsel eines Menschen haben die Fettsäuren wichtige Aufgaben. Sie sind Bestandteile der Zellmembran und stellen Energie für den Bau von Hormonen oder anderen Stoffwechselprodukten zu Verfügung. Ein Mangel an essenziellen Fettsäuren kommt häufiger vor, als angenommen wird – trotz oder gerade wegen unseres hohen Fleischkonsums.

Die von Uzejir Imsirovic kolportierten Heilerfolge bei asthmaanfälligen und immunschwachen Personen lassen sich wahrscheinlich nicht durch das Vorhandensein der Fettsäuren (im idealen Verhältnis) erklären, eher schon durch die für den Menschen womöglich optimale Zusammensetzung der Aminosäuren. Aber ein Zusammenspiel aller Komponenten kann nicht ausgeschlossen werden. Hier hat die Forschung noch ein weites Feld zu bearbeiten, und letztlich wird vielleicht herauskommen, was sich bei vielen Menschen, die regelmäßig Wachteleier konsumieren, bereits beobachten lässt – die Bestätigung der Erhöhung der geistigen Leistungsfähigkeit, Vitalität und Immunabwehr.

Cholesterin

Die Warnung vor Cholesterin hat dazu geführt, dass lange Zeit weniger Eier gegessen wurden. Inzwischen hat sich herumgesprochen, dass die Studie, die den Eiern zu ihrem schlechten Ruf verhalf, vor 60 Jahren von einem amerikanischen Institut durchgeführt wurde, das von den Herstellern von Frühstücksflocken und Getreide finanziert worden war. Es ist seitdem in keiner weiteren Studie der

Nachweis erfolgt, dass der Verzehr von Eiern einen hohen Cholesterinspiegel bewirkt. Im Gegenteil: In einer Herzstudie der Universität Boston, in der über Jahre die Ernährungsgewohnheiten einer ganzen Kleinstadt untersucht wurden, konnte kein Zusammenhang zwischen hohem Eikonsum und Herzerkrankungen festgestellt werden. Es gab auch keinen Unterschied in den Cholesterinwerten bei Personen, die zwischen sieben und vierundzwanzig Eier pro Woche oder jenen, die zwischen null und zweieinhalb Eier pro Woche aßen.

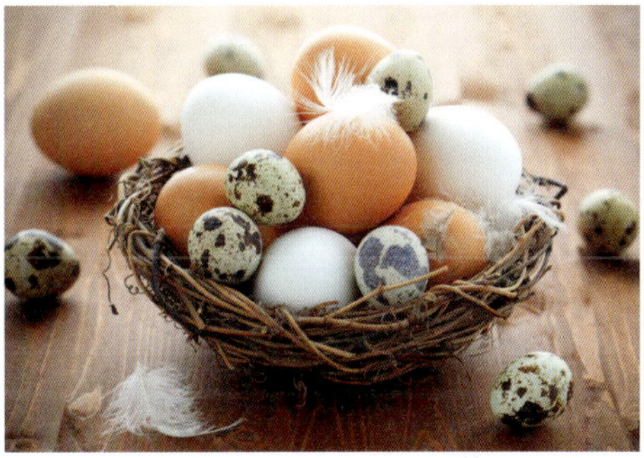

Viel problematischer als viele Eier sind schlechte Ernährungsgewohnheiten mit schlechten Fettsäurezusammensetzungen, wie sie sich beispielsweise durch den Verzehr von industriell hergestellten Wurstwaren und viel fettem Schweinefleisch und Speck ergeben. Viele Eier, also viel Cholesterin, sind keineswegs schuld an zu hohen Blutfett-Werten, denn daran sind hauptsächlich Bewegungsmangel und wenig Obst und Gemüse beteiligt.

Der Genuss von vielen Eiern führt also nicht automatisch zu einem hohen Cholesterinspiegel. Außerdem enthalten Eier viel Lezithin, das den Cholesterinspiegel sogar senken kann.

Cholesterin wird von allen Organen und im Gewebe benötigt. Es ist die Grundsubstanz einiger Hormone und fördert als Teil des Gallensaftes die Verdauung. Fette und fettähnliche Substanzen, wie es das Cholesterin ist, sind nicht wasserlöslich. Damit sie im Blutstrom transportiert werden können, produziert der Körper Lipoproteine, die aus Fetten, Eiweiß und Cholesterin bestehen.

Cholesterin

- LDL-Cholesterin (LDL =low density lipoproteins), das »schlechte« Cholesterin, ist ein Lipoprotein mit niedriger Dichte.
- HDL-Cholesterin (HDL = high densitiy lipoproteins), das »gute« Cholesterin, ist ein Lipoprotein mit hoher Dichte.

HDL ist eiweißreich und fettarm. Es nimmt überschüssiges »schlechtes« Cholesterin auf und bringt es zur Leber, die es abbaut. Cholesterin wird für die Produktion von Vitamin D und allen Sexualhormonen gebraucht. Der Transport des LDL-Cholesterins, das das Risiko einer Herzerkrankung erhöht, funktioniert aber nur dann, wenn sich genügend HDL in unserem Körper befindet. Die Leber muss ausreichend B-Vitamine (Cholin, Inositol) und die bereits besprochenen Aminosäuren Methionin und Lysin zur Verfügung haben, damit es abgebaut wird.

Alle ungesättigten Fettsäuren führen ohnehin zu keinem Anstieg des Cholesterinwertes, und je mehr wir uns bewegen, desto niedriger ist unser (schlechter!) LDL-Wert.

Lezithin, Cholin und Inositol

Es gibt eine Vielzahl von Lezithinprodukten in den Apotheken; sie alle sollen älteren Menschen helfen, ihre Konzentrations- und Merkfähigkeit zu erhalten und ihre Gedächtnisleistung zu steigern. In der Chemie ist Lezithin ein anderer Name für Phosphatidylcholine. Ei ist der beste Lieferant dieser Choline, deren Fehlen für viele Störungen verantwortlich gemacht wird.

Mangelzustände erhöhen das Leberkrebsrisiko, sind für Nierenstörungen verantwortlich und machen unfruchtbar.

Cholin

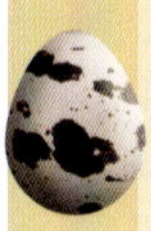

100 g Ei enthalten:

- 540 mg Cholin

8 Wachteleier decken den Tagesbedarf eines gesunden Menschen. Ein ebenso guter Cholinlieferant ist nur mehr die Rindsleber, dann folgen, weit abgeschlagen, Erdnüsse, Rindsfilet und Karfiol (Blumenkohl, 40 mg/100 g).

Inositol ist in Lezithin vorhanden und wird in gewisser Menge vom Körper selbst produziert. Zur Synthese brauchen wir Magnesium und Niacin. Inositol kommt in den Zellmembranen vor und spielt eine Rolle beim Fettstoffwechsel. In den Zellmebranen ist es verantwortlich für die Übermittlung von Nervenimpulsen, außerdem spielt es eine wichtige Rolle bei der Herstellung von Spermien. Cholin und Inositol sind Biostoffe, die zur Gruppe der B-Vitamine gezählt werden.

VITAMINE IM WACHTELEI

Die angegebene Menge bezieht sich immer auf 100 g Ei, das sind etwa 4 Wachteleier.

Vitamine im Wachtelei

4 Wachteleier enthalten:
- Vitamin A: 800 I. E. (internationale Einheiten)

Empfohlene tägliche Zufuhr: 3.300 I. E.
Gute Quellen: Leber, Lebertran, Süßkartoffeln, Karotten, Honigmelonen, Spinat

4 Wachteleier enthalten:
- Vitamin B1 (Thiamin): 0,10 mg

Empfohlene tägliche Zufuhr: 1,2 mg
Gute Quellen: Bierhefe, Schweinefleisch, Erbsen

4 Wachteleier enthalten:
- Vitamin B2 (Riboflavin): 0,35 mg

Empfohlene tägliche Zufuhr: 1,7 mg
Gute Quellen: Kalbsleber, Champignons, Bierhefe, Spinat

4 Wachteleier enthalten:
- Vitamin B3 (Niacin): 9,6 mg

Empfohlene tägliche Zufuhr: 18 mg
Gute Quellen: Kalbsleber, Erdnüsse, Thunfisch

4 Wachteleier enthalten:
- Vitamin B5 (Pantothensäure): 1,8 mg

Empfohlene tägliche Zufuhr: 6 mg
Gute Quellen: Kalbsleber, Erdnüsse, Erbsen, Soja, Reis

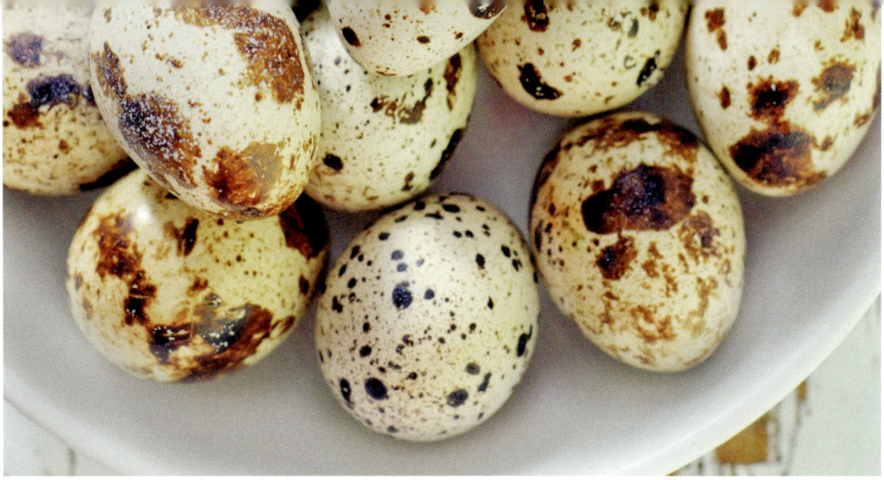

Vitamine im Wachtelei

4 Wachteleier enthalten:
- **Vitamin B6 (Pyridoxin):** 0,08 mg

Empfohlene tägliche Zufuhr: 1,8 mg
Gute Quellen: Kalbsleber, Kartoffeln, Bananen, Linden, Bierhefe

4 Wachteleier enthalten:
- **Folsäure:** 200 µg

Empfohlene tägliche Zufuhr: 200 µg
Gute Quellen: Weizenkeime, Bohnen (rote), Weizenkleie, Spinat

Tipp:
Rohes Eiweiß verhindert Biotinmangel.

4 Wachteleier enthalten:
- **Vitamin B12 (Cobalamin):** 2 µg

Empfohlene tägliche Zufuhr: 3 µg
Gute Quellen: Kalbsleber, Miesmuscheln, Lachs, Rindsfilet

4 Wachteleier enthalten:
- **Vitamin H (Biotin):** 24 µg

Empfohlene tägliche Zufuhr: 30 –100 µg
Gute Quellen: Kalbsleber, Sojabohnen, Bierhefe, Weizenkleie, Haferflocken

Vitamine

4 Wachteleier enthalten:
- Vitamin D: 3 µg

Empfohlene tägliche Zufuhr 5 µg
Gute Quellen: Lachs, Thunfisch, Sonne

4 Wachteleier enthalten:
- Vitamin E: 1 mg

Empfohlene tägliche Zufuhr: 12 mg
Gute Quellen: Sonnenblumenkerne, Weizenkeime, Süßkartoffeln, Distelöl

4 Wachteleier enthalten:
- Vitamin K: 22 µg

Empfohlene tägliche Zufuhr: 70 µg
Gute Quellen: Spinat, Brokkoli, Grünkohl, grüner Tee

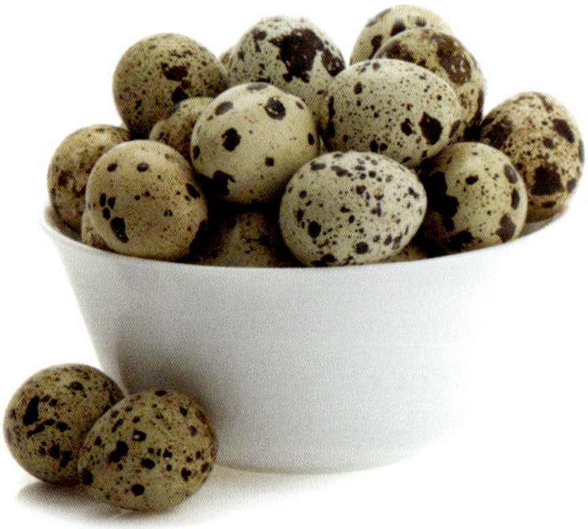

MINERALSTOFFE IM WACHTELEI

Eier enthalten viel Selen, Jod, Zink und sind reich an Eisen. Letzteres aber nur in schwer absorbierbaren Form, es muss gleichzeitig Vitamin-C-reiches Gemüse oder Obst gegessen werden. Die angegebene Menge bezieht sich immer auf 100 g Ei.

Mineralstoffe im Wachtelei

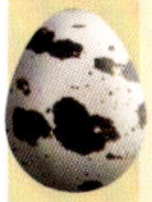

4 Wachteleier enthalten:
Zink: 3 mg
Empfohlene tägliche Zufuhr: 12 mg
Gute Quellen: Rothirse, Leber, Austern, Linsen, Erbsen, Weizenkleie, Haferflocken, Mais

4 Wachteleier enthalten:
Eisen: 2 mg
Empfohlene tägliche Zufuhr: 10 mg
Gute Quellen: Austern, Soja, Hirse, Leber, Linsen, Bohnen

4 Wachteleier enthalten:
Molybdän: 100 µg
Empfohlene tägliche Zufuhr: 75 – 250 µg
Gute Quellen: Soja, Rotkraut, weiße Bohnen, Kartoffeln, Reis

4 Wachteleier enthalten:
Chrom: 26 µg
Empfohlene tägliche Zufuhr: 50 – 200 µg
Gute Quellen: Schweinefleisch, Vollkornbrot, Bierhefe, Rohzucker

Mineralstoffe im Wachtelei

4 Wachteleier enthalten:
Jod: 30 µg
Empfohle tägliche Zufuhr: 180 µg
Gute Quellen: Krustentiere, Muscheln, Fisch, jodiertes Speisesalz

4 Wachteleier enthalten:
Selen: 15 µg
Empfohlene tägliche Zufuhr: 20 – 100 µg
Gute Quellen: Hering, Thunfisch, Sardine, Weizenkorn, Leber, weiße Bohnen

4 Wachteleier enthalten:
Kupfer: 0,3 mg
Empfohlene tägliche Zufuhr: 1,5 – 3 mg
Gute Quellen: Leber, Sherry, Wermut, Austern, Hülsenfrüchte, Nüsse, Marillen

Salmonellengefahr?

Salmonellen sind winzige Bakterien, die von den Eileitern kranker Hennen auf die Schale gelangen und hier durch Kotreste übertragen werden. Menschliche Infektionen mit Salmonellen sind möglich durch rohe Eier, die von mit Salmonellen infiziertem Geflügel stammen und die vorher nicht gründlich gereinigt wurden oder bereits alt sind und Verletzungen an der Schale haben. Normalerweise befinden sich die Salmonellen nur auf der Eischale. Von Hobbyzüchtern hört man, dass es in ihren Wachtelvolieren noch nie zu einer Salmonelleninfektion gekommen ist, im Gegenteil, den Wachteln wird sogar nachgesagt, sie wären immun gegen Krankheiten. Trotzdem sind sie natürlich möglich. Salmonelleninfektionen breiten sich durch die Massentierhaltung besonders leicht aus. Sie kommen in Fisch, Fleisch und Geflügel vor, natürlich auch in Eiern. Bei einem kontrollierten Tierbestand ist eine Infektion nicht wahrscheinlich.

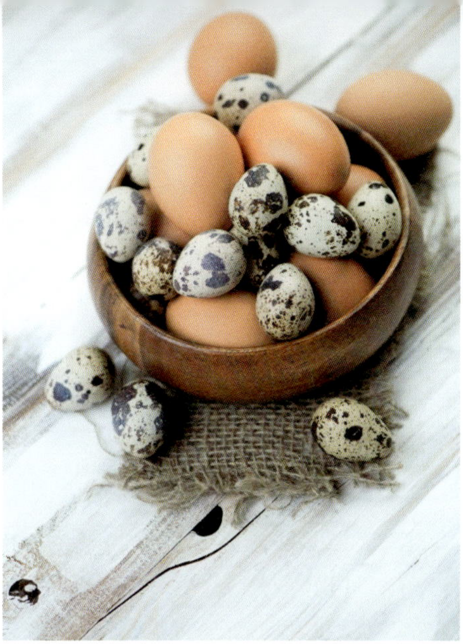

Die Vorsichtsmaßnahmen, wie man sie auch bei Hühnereiern berücksichtigt, sollten auch für Wachteleier gelten. Gerade wenn diese als Heilnahrung genützt werden und über mehrere Wochen in rohem Zustand genossen werden, muss man den Wachtelbetrieb kennen und darf nur absolut frische Eier aus ökologischer Zucht verwenden.

Je frischer ein Ei, desto schlechter sind die Vermehrungschancenfür etwaige Bakterien. Im Kühlschrank (6 Grad) vermehren sie sich ebenfalls nicht, aber kaum liegt das Ei ½ Stunde bei Zimmertemperatur, kommt es zur Bakterienexplosion (nur wenn eine Wachtelhenne krank ist).

Ältere Eier vorsorglich nur mehr gekocht genießen und generell die Eier getrennt von Obst und Gemüse aufbewahren.

Eier für Babys

Babys sollen im ersten Lebensjahr kein Eiklar bekommen, weil es bei manchen Menschen allergische Reaktionen auslöst. Eigelb dagegen wird aufgrund der leichten Verdaulichkeit und des hohen Nährstoffgehalts schon für die Säuglingsernährung ab dem 6. Monat empfohlen.

Was in heiligen Büchern steht

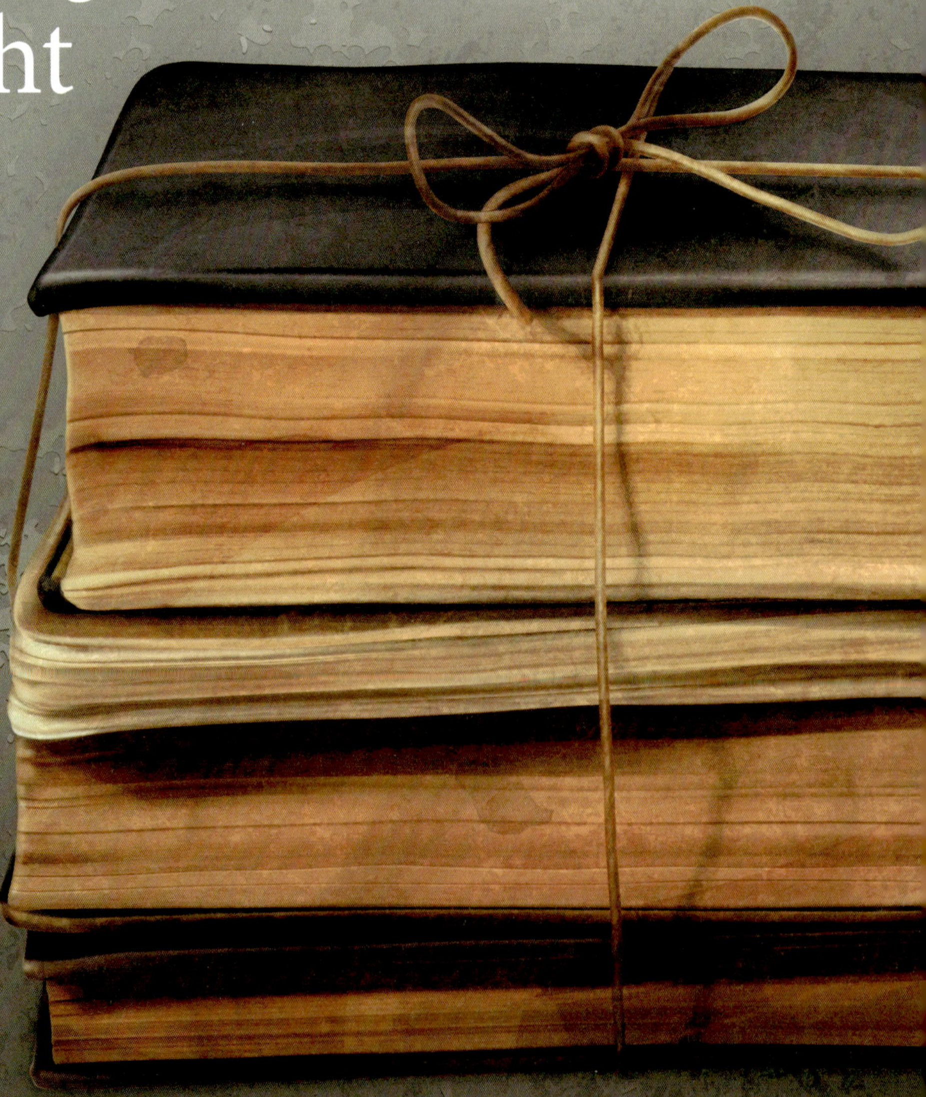

»Und wir ließen die Wolken euch überschatten und sandten hernieder auf euch das Manna und die Wachteln. Esset von dem Guten, das wir euch zur Speise gaben.« (Koran 2, 54)

Kaum jemand wird heute Koran oder Bibel zurate ziehen, wenn er ein Lebensmittel sucht, das gleichzeitig zu seinem Heilmittel werden kann. Aber interessant sind solche Hinweise allemal. Auf der Suche nach der gleich lautenden Stelle in der Bibel findet sich in 2 Moses, 15, 26 folgende Stelle: »*Ich bin der Herr, dein Arzt*«, und weiter: »*Ich habe der Kinder Israel Murren gehört. Sage ihnen, gegen Abend sollt ihr Fleisch zu essen haben und am Morgen vom Brot satt werden und innewerden, dass ich der Herr, euer Gott bin. Und am Abend kamen Wachteln herauf und bedeckten das Heer ...*«

Mit dem Brot (Manna) war übrigens das harzartige Sekret einer Schildlaus gemeint, die auf den Tamarisken des Sinai lebt.

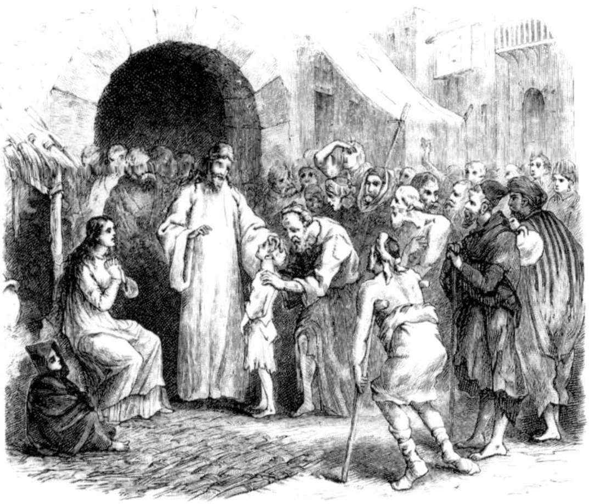

In der Bibel werden viele Pflanzen und Tiere erwähnt, entweder als Symbol, wie die listige Schlage im Paradies, die Eva dazu verführte den Apfel zu essen, oder als Lebensretter. Die Wachtel erweist sich im Alten Testament ein Mal als Lebensretter und cinmal als Todbringer. Einmal rettet sie nach dem Auszug aus Ägypten das ganze Volk vor dem Hungertod, andererseits bringt sie aber auch eine furchtbare Plage.

4. Buch Moses, 11/13

„Der Wind warf Wachteln auf das Lager, einen Tagesmarsch weit in der einen Richtung und einen Tagesmarsch weit in der anderen Richtung rings um das Lager. Zwei Ellen hoch lagen sie auf dem Erdboden. Da stand das Volk auf und sammelte die Wachteln ein, den ganzen Tag und die ganze Nacht und den ganzen folgenden Tag. Und sie legten sie rings um das Lager zum Dörren aus."

Der Festschmaus hatte Folgen, denn gleich darauf geht es so weiter: *"Da aber das Fleisch noch unter ihren Zähnen war und ehe es aufgezehrt war, da ergrimmte der Zorn des HERRN unter dem Volk, und schlug sie mit einer sehr großen Plage."*

Über diese vor etwa 3.500 Jahren entstandene Geschichte, haben sich viele Bibelforscher den Kopf zerbrochen. Aus welchem Grund sollte Wachtelfleisch, das die Natur bereitstellt, plötzlich giftig werden? Noch heute kursieren im Internet Gerüchte, Wachtelfleisch wäre giftig, die ihren Urprung in diesem Bibelzitat haben.

Vielleicht haben die damaligen Wachteln ausschließlich Samen des giftigen Schierlings gefressen – das wird vermutet – und ihr Fleisch wurde dadurch ungenießbar. Ob Wachteln giftige Inhaltsstoffe in ihrem Körper speichern, die ihnen selbst nicht

Giftiges Fleisch

Die Wahrscheinlichkeit, eine Wachtel zu erwischen, die giftigen Schierlingsamen gefressen hat, und dann noch in so großer Menge, dass das Fleisch davon giftig wird, ist bei Zuchtwachteln, die ja keine Zugvögel mehr sind und in Volieren leben, nicht vorhanden. Der Ansatz zeigt aber, wie wichtig die natürliche Fütterung der Tiere mit Kräuter- und Gräsersamen ist. Speichern sie das Gift, so tun sie es auch mit den Heilstoffen, die in Heilpflanzen in hohem Maße vorhanden sind.

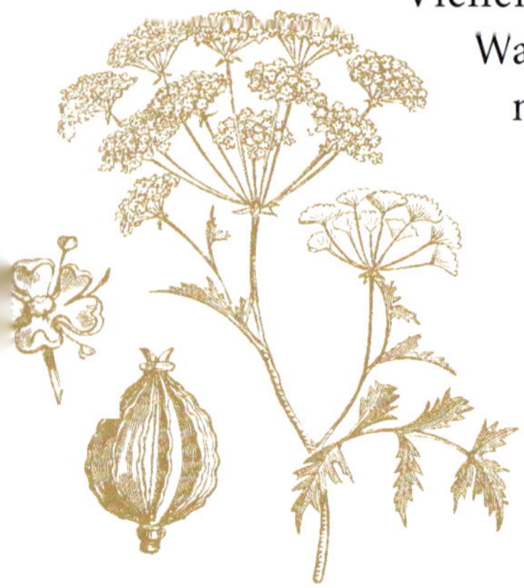

Gefleckter Schierling Conium maculatum

schaden, aber womöglich dem Fraßfeind, ist bislang nicht ausreichend belegt. Arne Poenitz, ein Forscher, schreibt zu diesem Thema, dass es Coniinvergiftungen (durch Schierling) durch den Verzehr von Wachteln gegeben haben soll, und dass die Tiere selbst wenig empfindlich seinen und das Gift in ihrem Körper speichern.

Sanftes Schönheitsmittel

»Nirgends sind die Frauen schöner, und nirgends sind sie geschickter, wenn es darum geht, die Spuren der Zeit an sich zu verwischen«, schrieb der Italiener Sonnini in seine Reisetagebücher und meinte damit die orientalischen Haremsdamen. Von den Frauen am Hof der himmlischen Söhne in Japan und im Kaiserreich China, auch von jenen der indischen Mogule und persischen Herrscher weiß man, dass sie sich ihre zarte, faltenlose Haut oft bis ins hohe Alter erhalten haben. Auch heute noch ist das Alter vieler Asiatinnen geradezu unglaublich, wenn man sie ansieht.

Ihr Geheimnis könnte in den Wachteleiern liegen, die in diesem Kulturkreis damals wie heute gegessen und für die Schönheitspflege verwendet werden. Für porzellanglatte Haut verwendet man Puder aus getrockneten und gemahlenen Wachteleiern, auch die Schale wird vermahlen.

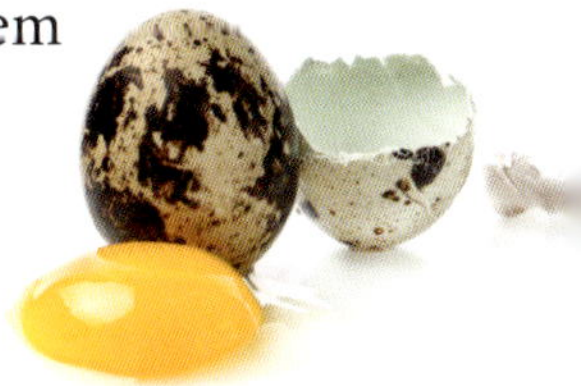

Aus den rohen Eiern werden Masken und Packungen bereitet, sie stehen häufig auf dem Speisezettel. Übrigens stammt einer der ersten Berichte über den medizinischen Wert und die Wirkung von Wachteleiern auf die Schönheit der Frauen von einem während der Ming-Dynastie (vor etwa 700 Jahren) praktizierenden Arzt.

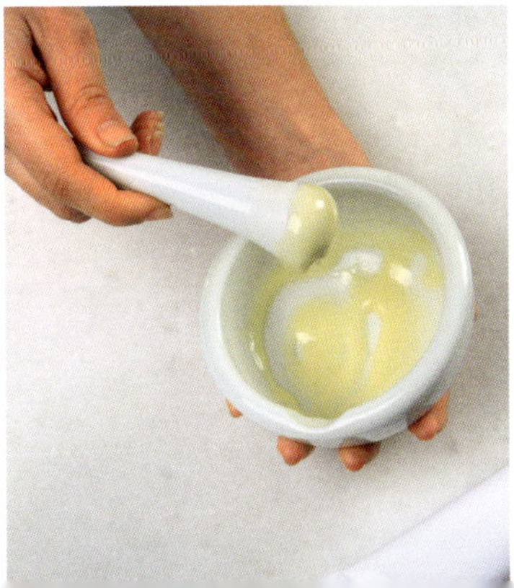

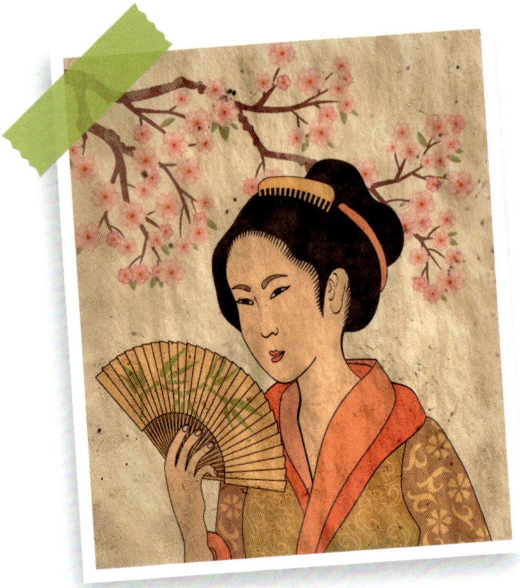

Aus Wachteleiern lassen sich gute Gesichtsmasken zubereiten. Sie wirken effektiv und machen glatte, schöne Haut.

Eigelb-Maske

Die Dotter von 2 Wachteleiern mit ½ TL Zitronensaft und 1 TL gutem Pflanzenöl (Olive, Sesam, Granatapfelkern, Traubenkern) zu einer Majonäse aufschlagen. Den luftigen Brei mit einem Pinsel oder den Fingern auf die gut gereinigte Gesichtshaut auftragen (Augenpartie aussparen). Nach etwa 20 Minuten mit etwas lauwarmem Wasser (auch Milch ist möglich) und einem Waschhandschuh abnehmen. Nicht mehr eincremen. Macht man sich diese Maske abends vor dem Schlafengehen, hat man am nächsten Morgen nicht nur ausgeruhte, sondern auch sichtbar jüngere Haut.

Effektmaske vor dem Ausgehen

Eiweiß von 2 Wachteleiern mit einer Gabel oder dem Handmixer etwas aufschlagen. 1 TL frisch gepressten Zitronensaft und 1 TL feines Hafermehl (oder geriebener Leinsamen oder fein geriebene Mandeln) dazu rühren. Die fertige Maske mit einem Pinsel über dem ganzen Gesicht verteilen (Augenpartie aussparen) und etwa ½ Stunde einwirken lassen. Das Gesicht spannt zwar etwas, der Effekt auf kleine Fältchen ist aber augenscheinlich und die Haut wirkt nach dem Abwaschen mit Gesichtswasser straffer. Anschließend wie gewohnt pflegen und schminken.

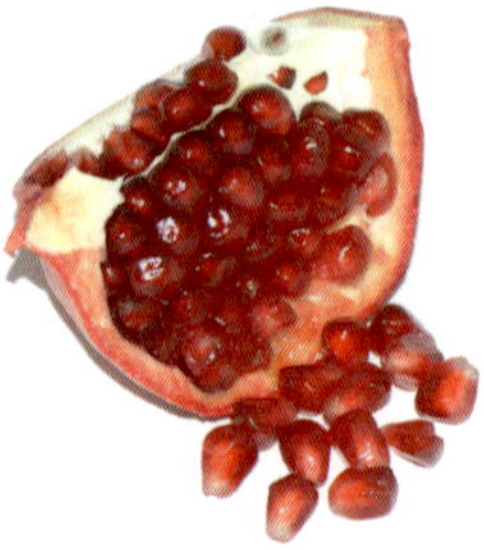

Antikörperfabrik

In der ersten Hälfte des vorigen Jahrhunderts verschrieben viele Ärzte bei Durchfallerkrankungen von Kindern Eigelb. Die Ärzte erzählen, es hätte gewirkt, auch wenn niemand wusste, warum. Offenbar transportieren Eier schützende Antikörper in den Darmtrakt. Als man später Versuche mit extrahiertem Eigelb durchführte (denn dort sitzen die Antikörper), wurden in 96 % der Eier tatsächlich Antikörper gefunden.

Einige Forscher, unter ihnen Dr. Yolken von der John Hopkins University, sieht in Hühnervögeln wahre Antikörperfabriken. Der neue Gesundheitsdrink könnte also durchaus aus gequirlten Wachteleiern bestehen .

Asthmaanfälle geheilt

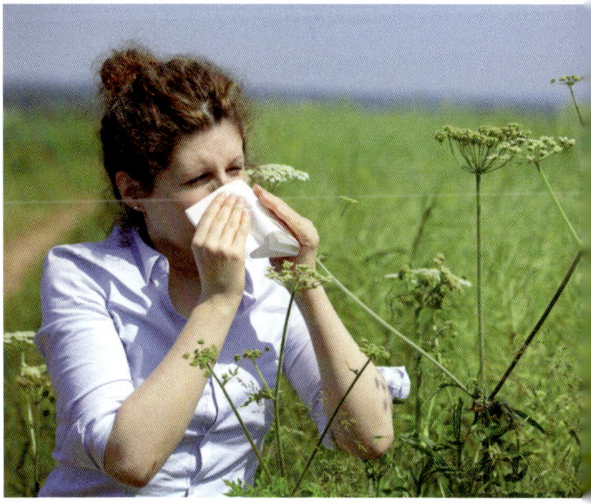

Der französische Arzt *Dr. Truffier* und ein *Kollege vom Institut National de la Santé et de la Recherche Médicale*, einer Untersuchungsanstalt für Allergien und Immunpathologie, fanden heraus, wie wirksam Wachteleier für Allergiker sind. Bei mit Wachteleiern behandelten Patienten verringerte sich der Anteil an IgE (Immunglobuline der Klasse E), also an Antikörpern.

Menschen, die an einer Allergie oder an Asthma leiden, steigern, wenn sie auf einen Allergie- oder Asthmaauslöser treffen, die körpereigene Produktion von Immunglobulin dermaßen, dass der ganze Körper in Aufruhr gerät und sich die bekannten Symptome entwickeln. Es kommt dabei sogar zu Todesfällen.

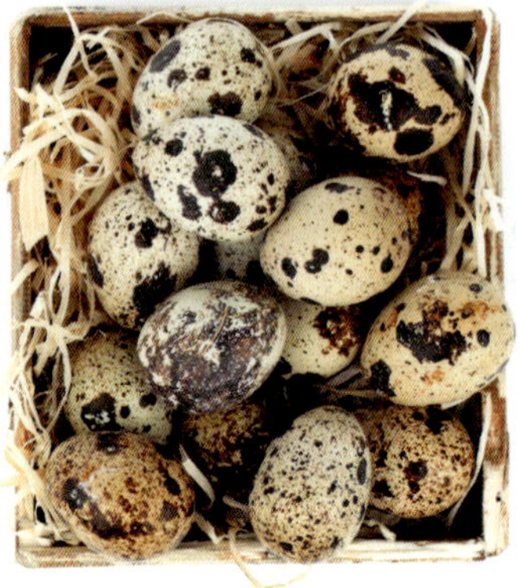

Allergische Reaktionen sind ein Zeichen der Zeit und schon unter Kleinkindern verbreitet. Umso bedeutender ist das Wachtelei, das dem Menschen eine Alternative zu Antihistamin- oder Kortisonpräparaten bietet.

Der Auslöser für die umfangreichen Untersuchungsreihen war ein französischer Vogelhändler, der beobachtete, dass die Asthmaanfälle seiner Frau ausblieben, als er Wachteln in sein Angebot aufnahm. Die Wachteln legten Eier und die Dame des Hauses hatte eine Vorliebe für rohe Wachteleier. Sie hatte instinktiv das Richtige gegessen. Der sie behandelnde Arzt war vom Resultat so sehr überzeugt, dass er begann, seinen Allergiepatienten Wachteleier zu empfehlen. Er hatte damit bei Heuschnupfen und Asthma beeindruckende Erfolge.

Allergien

Eine Gruppe von dänischen Allergologen führte bereits 1987 umfangreiche Testreihen mit Wachteleiern durch. Dabei wurde untersucht, in welchem Umfang Wachteleier die körpereigene Immunreaktion regulieren. 2.000 Personen mit Allergien, die ihre Nahrung mit Wachteleiern ergänzten, wurden beobachtet. Es handelte sich dabei um Menschen mit:

- Pollenallergien
- Heuschnupfen
- Asthma
- Bronchitis
- Rhinitis
- Dermatitis
- Ekzemen
- Allergien gegen Staub und Tierhaar

Bei Patienten aus allen Altersgruppen trat eine wesentliche Besserung oder sogar Heilung allergischer Reaktionen ein. Ähnlich erfolgreich war das Ergebnis der Forschungsarbeit von Dr. Bernhard Saal, Allergologe und Facharzt für klinische Immunologie, Paris. Es ist übrigens laut den oben genannten Studien nicht egal, womit die Wachteln, deren Eier als Nahrungsergänzung verwendet werden, gefüttert sind. Je vielfältiger die Ernährung der Wachteln, desto erfolgreicher bei der Symptombekämpfung war das Ei.

Heilkraft

Die klinischen Tests ergaben:
Wesentliche Verbesserung oder Heilung: 85 %
Mittlere oder kleine Verbesserung: 8 %
Keine oder nicht merkbare Verbesserung: 7 %

Ein Mittel gegen Strahlenkrankheit?

Als Wissenschaftler des Forschungsinstitutes für Strahlenhygiene in St. Petersburg die Auswirkungen ionisierender Strahlung (Röntgenstrahlen und Nuklearstrahlung) bei Ratten untersuchten, wollten sie nicht nur deren Einfluss auf die vorzeitige Alterung der Tiere feststellen, denn das war bekannt. Nuklear- und Röntgenstrahlung sind so energiereich, dass eine Veränderung der Elektronenzahl in der Hülle der Moleküle stattfindet; jedes Lebewesen altert schneller, wenn es zu dieser Ionisierung kommt.

Da auch nicht bestrahlte Tiere nach einer Fütterung mit Wachteleiern deutlich länger lebten als ihre Artgenossen, liegt die Vermutung nahe, dass Wachteleier insgesamt lebensverlängernd wirken. Vielleicht gibt es schon bald neue Untersuchungen zu diesem Thema, und man präsentiert Resultate, die sich auch auf den Menschen übertragen lassen.

Die erste Erkenntnis war also, dass Strahlung die Lebenszeit erheblich verkürzt. Man untersuchte daraufhin den Einfluss der Nahrung auf den

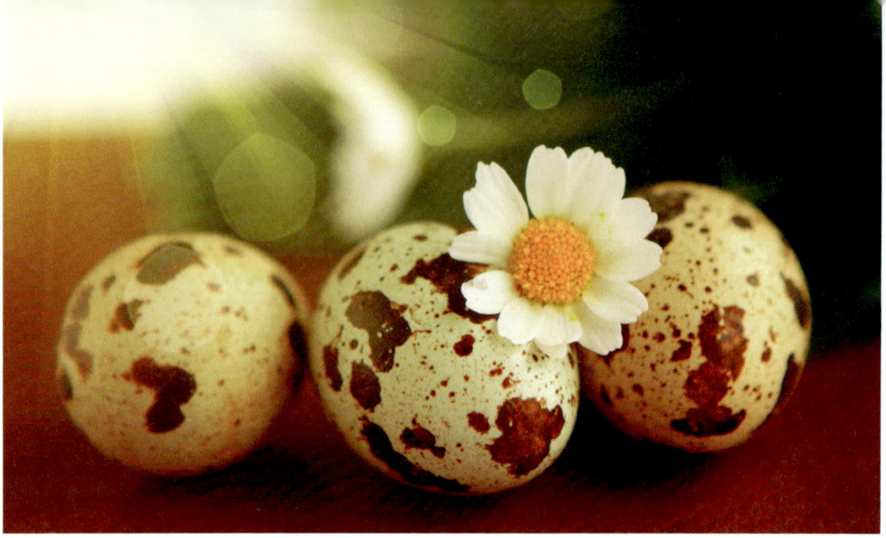

Fortgang der Krankheit. Die bestrahlten Ratten wurden unterschiedlich gefüttert. Ein Teil bekam Wachteleier, der andere wurde konventionell ernährt. Die mit Wachteleiern gefütterten Tiere überlebten ihre Artgenossen um vier bis fünf Monate. Daraus zogen die Gelehrten den Schluss, Wachteleier könnten die Strahlenkrankheit stoppen; deshalb sollten sie auch bei Menschen zur Rehabilitierung eingesetzt werden. Menschen, die einem Strahlenrisiko ausgesetzt sind, könnten auf diese Weise vorsorgen.

Quelle: APA 2000/12

Mentale Stärke und innere Ruhe

»Wachtel auf Weizen« empfiehlt ein Orthomolekularmediziner, wenn man sein Golfspiel verbessern will. Damit füllt man seine Speicher mit Tryptophan auf und bügelt Formtiefs aus. Gleich drei Hormone werden bei dieser Mahlzeit gebildet: Noradrenalin, das uns wach und angriffslustig macht, ACTH, das die Kommunikation zwischen den Gehirnzellen beschleunigt, und Betaendorphin, das für gute Laune sorgt und Stimmungsschwankungen ausgleicht. Lauter gute Dinge, nicht nur für ein erfolgreiches Golfspiel, sondern auch am Arbeitsplatz, während stressiger Sitzungen oder wenn man eine anstrengende Familie zu betreuen hat.

WACHTELEI IN DER CHINESISCHEN MEDIZIN

Wir im Westen haben gelernt, unsere Nahrungs- und Heilmittel zu analysieren. Wir orientieren uns an Details wie dem Reichtum an Vitaminen und Mineralstoffen, am Eiweiß- oder Fettgehalt, an einzelnen Inhaltsstoffen, die körpergerecht sein müssen. Wir bemühen uns zwar um Gleichgewicht, denken dabei aber an quantitative Werte oder Einteilungen wie »gesund« oder »ungesund«.

Chinesisches Denken und damit auch die chinesische Medizin geht einen gänzlich anderen Weg. Das oberste Prinzip ist Mutter Erde, dem sich der Mensch unterzuordnen hat. Die Natur gibt uns Mittel zum Leben (Lebensmittel) und führt den Menschen zur Harmonie. Bei den Chinesen ist die Ernährung der Anfang der Heilung und das Ende der Krankheit.

Die Wachtel tonisiert das Qi des mittleren Erwärmers und hat die Geschmacksrichtung süß.

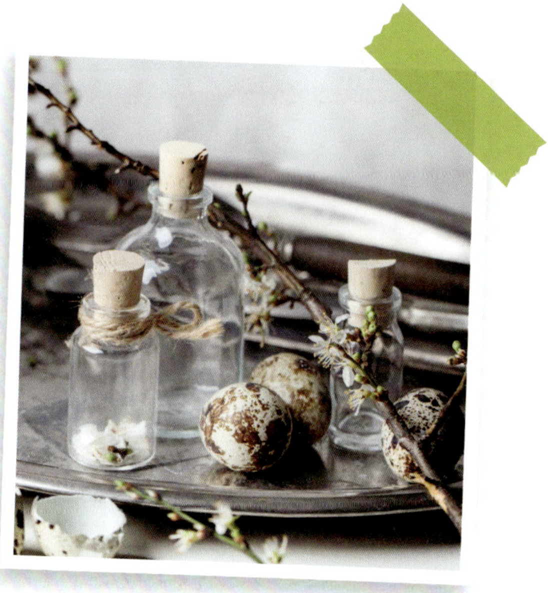

Der Erwärmer hat die Aufgabe, das Qi (die Lebenskraft) im Körper zu bewegen und die Wege zu öffnen, damit diese Lebenskraft frei fließen kann. Der Erwärmer ist kein eigentliches Organ, sondern das Subtile im Körper, das als Funktion auf drei Ebenen wirkt.

Die Wachtel wirkt auf der mittleren Ebene (dem mittleren Erwärmer). Nach chinesischer Lehre beeinflusst sie den Magen, die Milz, die Bauspeicheldrüse und den oberen Teil des Dünndarms. Hier wird die Nahrung aufgenommen und durch die Verdauungssäfte fermentiert. Die Nahrungsessenzen werden dann in Qi (Lebensenergie) und Blut oder in Yin- und Yang-Anteile gewandelt. Die Yin-Energie fließt im Inneren als nährende Energie, die Yang-Energie fließt unter der Hautoberfläche als Schutzenergie.

Die Einteilung der Nahrungsmittel nach ihrer Geschmacksrichtung und mit ihrer Auswirkung auf die Bewegung der Energie (Qi) ist ein uraltes und faszinierendes Prinzip.

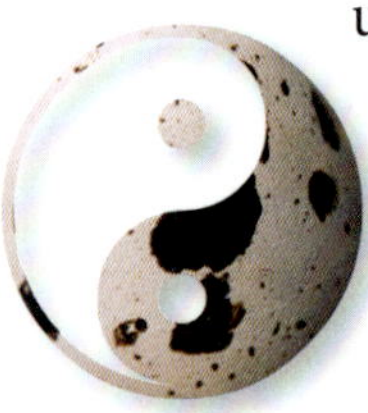

Wachtelei und Wachtelfleisch haben die Geschmacksrichtung süß. Das Süße (nicht zu verwechseln mit unseren »Süßigkeiten«) tonisiert die Milz. Süß harmonisiert und wirkt energieaufbauend. Süß gehört dem Element Erde an und kontrolliert die Funktion des Wassers, also der Niere und der Blase.

Wachtelei wird von chinesischen Ärzten als Essenzmedizin gegeben, die hilft, Lebenskraft aufzubauen, wenn zu wenig vorhanden ist. Es ist ein »Qi-Tonikum«.

Chinesische und westliche Medizin sind unterschiedlich und nicht zu vergleichen. Trotzdem ist auf den ersten Blick erkennbar, dass sich die Anwendungsgebiete ähneln. Allergien werden auch in China mit Wachteleiern behandelt. Seit TCM (traditionelle chinesische Medizin) auch in Österreich praktiziert wird, hat sich der Verkauf von Wachteleiern vervielfacht (Auskunft eines Standlers am Wiener Naschmarkt).

Persönlicher Bericht

Koni H. aus Illgau in der Schweiz schreibt von seinem Leidensweg als Allergiker im Internet: »Mein Hausarzt riet mir, eine Diät nach Werthman zu machen, keine Hühnereier und kein Fleisch mehr zu essen. Auf Fleisch zu verzichten ging ja noch, aber keine Eierspeisen mehr zu genießen war hart für mich. Eier sind ja auch in Teigwaren, Saucen, Fertiggerichten und Desserts vorhanden. All jene, die aufgrund von Allergien oder wegen des Cholesterins bei Hühnereiern vorsichtig sein müssen, möchte ich auf einen Ersatz aufmerksam machen. Seit einem Jahr verwende ich für mich nur mehr Wachteleier. Meine Allergie ist weg. Wachteleier esse ich wie Hühnereier.

Spätzleteig mache ich mit acht Wachteleiern, Majonäse mit dem Eigelb von zwei Wachteleiern. Den Nüsslisalat mische ich mit Wachteleiern. Die Rösti mache ich mit Wachtel-Spiegeleiern. Ebenso verwende ich Wachteleier zum Backen oder für Desserts.«

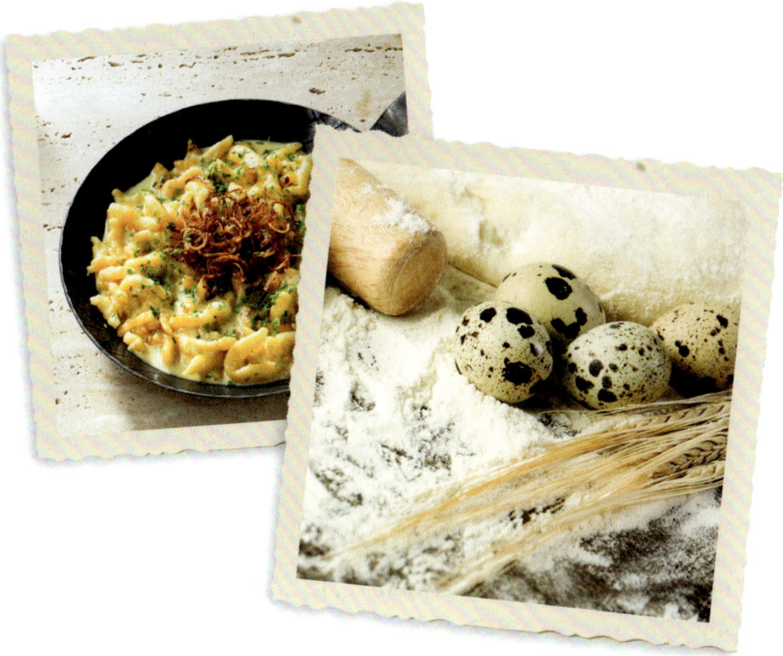

Wachteln in der Küche

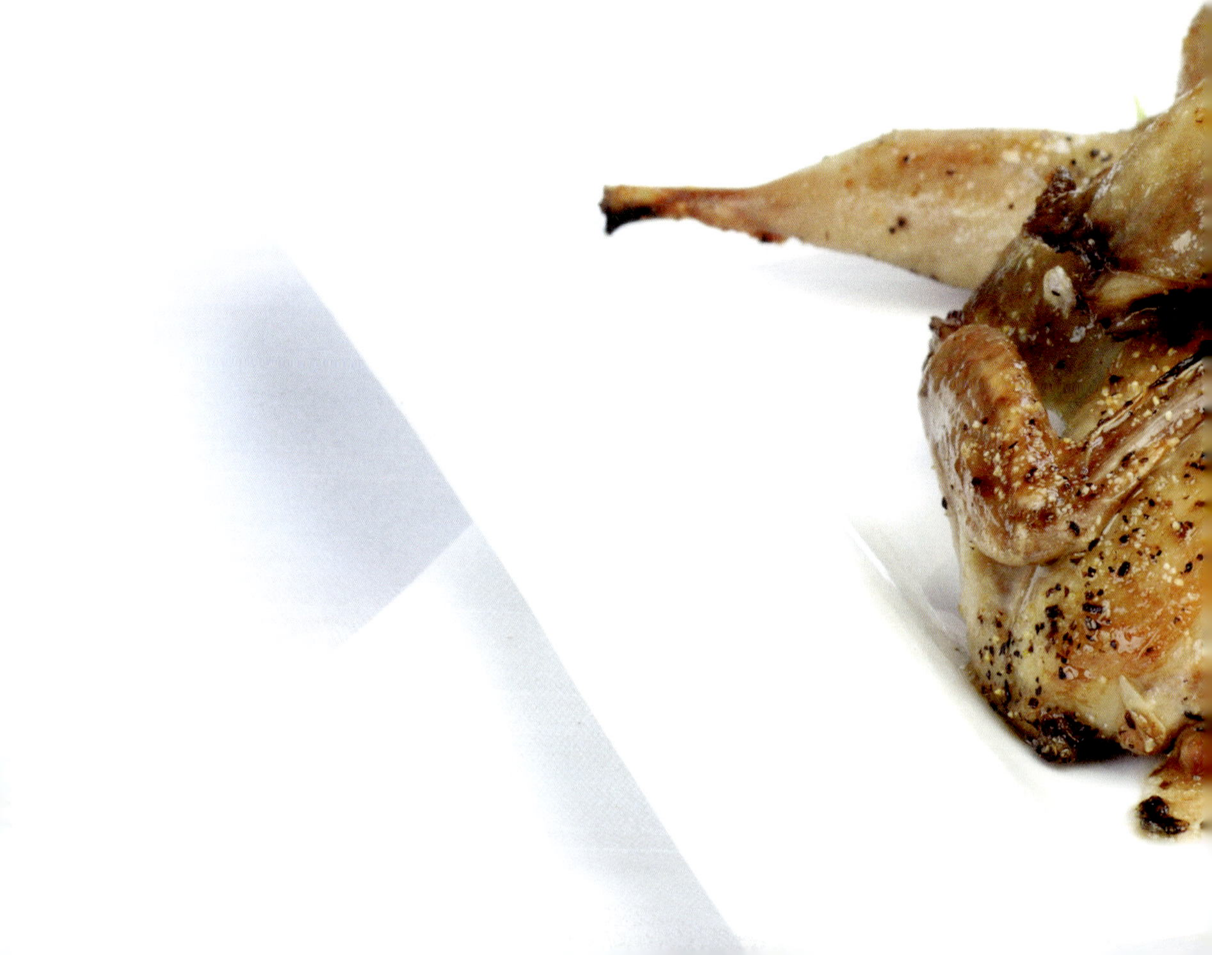

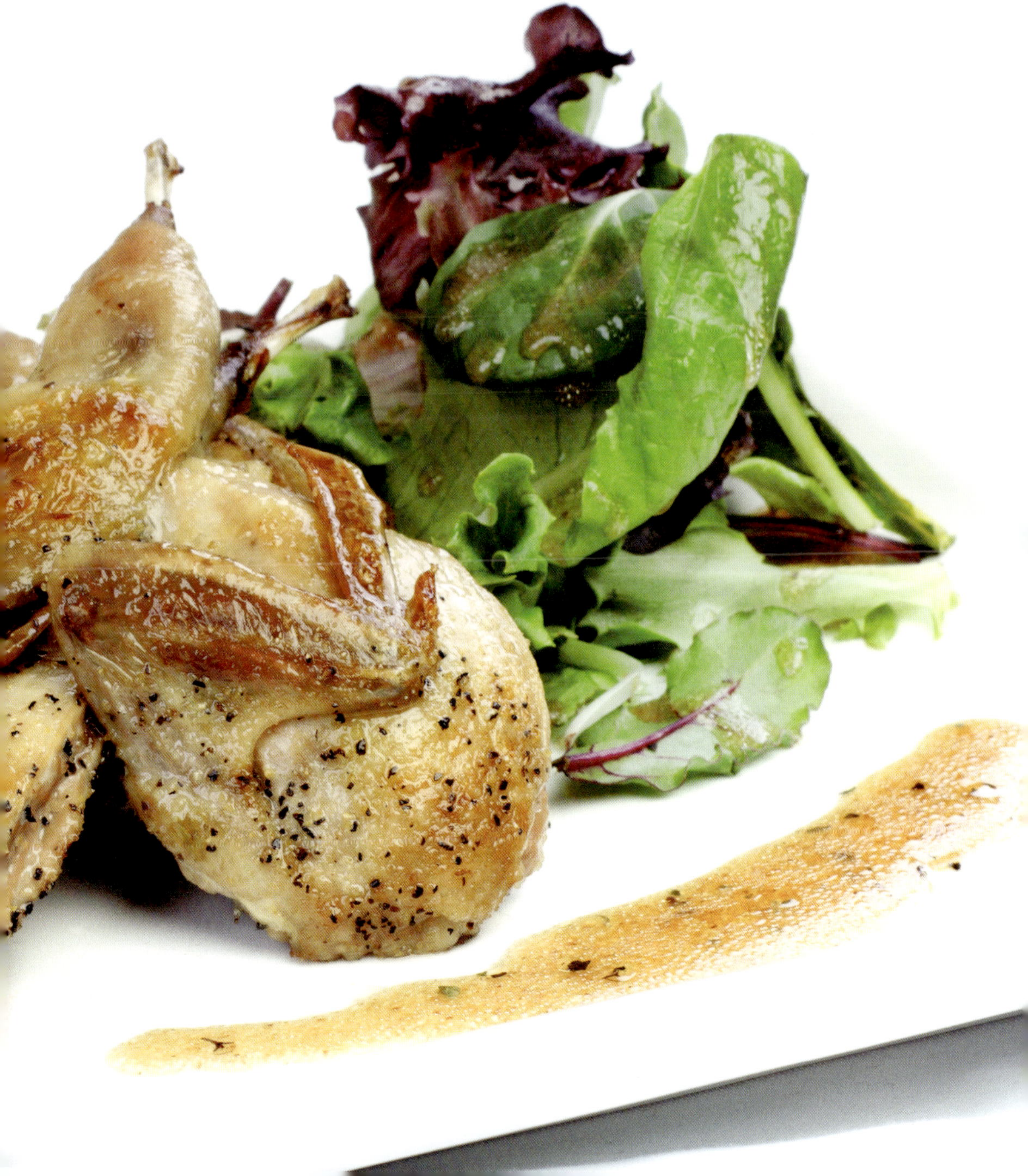

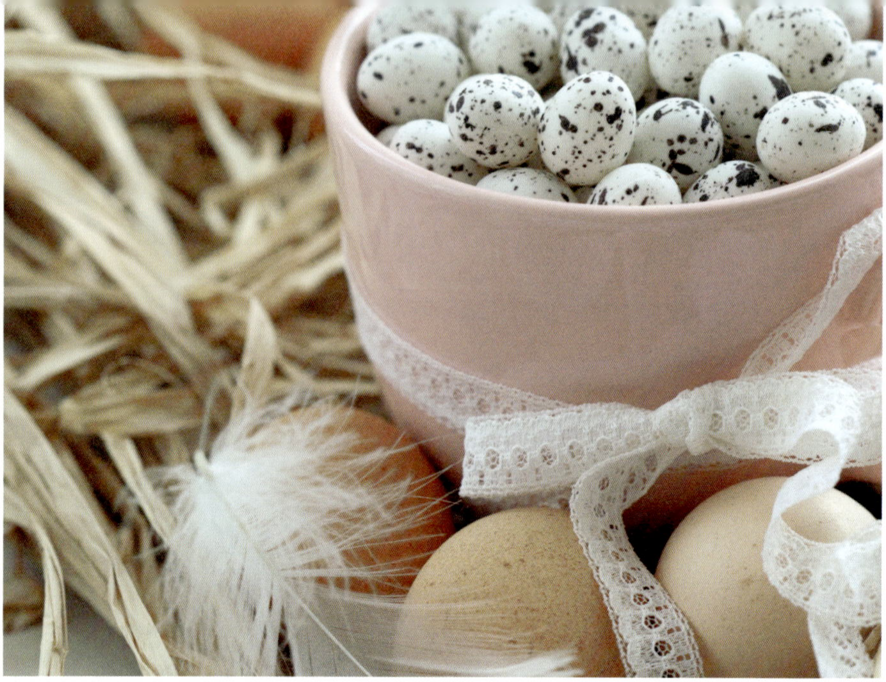

WACHTELN IN DER KÜCHE

Verwendungmöglichkeit und Lagerung

Wachteleier sind genauso zu verwenden wie Hühnereier, sie sehen nur putziger aus. Deshalb soll man sich zur Dekoration auch etwas Einfallen lassen. Man kann sie zum Beispiel (gekocht, geschält) mit Zahnstochern versehen, oder kleine Spießchen mit Weintrauben und Käsestückchen machen. Man legt sie halbiert in ein Wildsalatbett oder macht daraus kleine Spiegeleier, die auch kalt wunderbar schmecken.

Kuchen daraus zu backen ist wenig sinnvoll und wird teuer! Das Wachtelei mit einem Durchschnittsgewicht von ca. 10 g entspricht einem Fünftel des Hühnereis, man braucht also 5 Wachteleier, um ein ganzes Hühnerei zu ersetzen. Wachteleier sind aber eine Bereicherung jedes kalten Buffets. Außerdem machen sich Wachteleier gut in allen Nudelteigen und es lässt sich ein wunderbarer Wachtel-Eierlikör herstellen.

Wachtel-Eierlikör

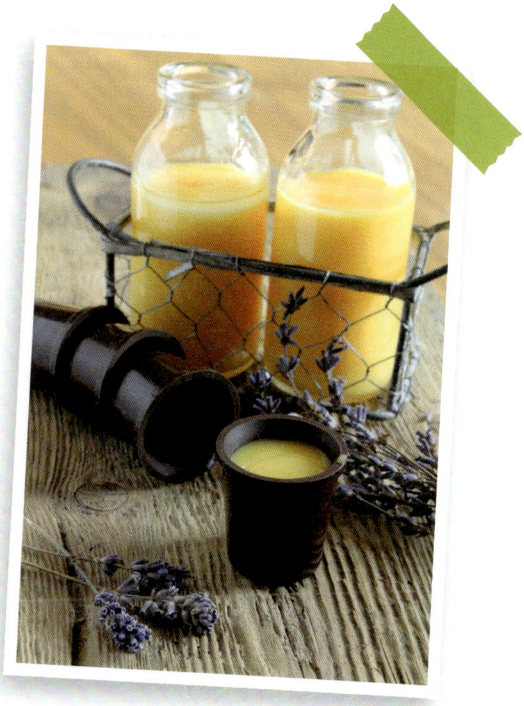

Zutaten:
15 superfrische Wachteleier
das Innere ½ Vanilleschote
1 Safranfaden
150 g Biozucker
120 ml frische Biomilch
150 ml Bioobers [Biosahne]
120 ml hochprozentiger Cognac

- Vanilleschote auskratzen, das Innere in einen Teefilter geben und verschließen.
- Milch und Obers zum Kochen erhitzen, Vanillefilter einhängen, Safranfaden zugeben und beiseite stellen.
- Dotter und Klar trennen. Das Eiklar kann in den Kühlschrank und muss anderweitig verwendet werden.
- Dotter und Zucker schaumig rühren. Es soll eine fast weiße, dickliche Masse entstehen. In der Zwischenzeit sollten Milch und Obers bereits weitgehend abgekühlt sein. Vanille und Safran entfernen. Der Safran sollte die Milch gelb gefärbt haben.
- Die Flüssigkeit zügig und unter Rühren in die Dottermasse mengen. Den Alkohol ebenfalls einrühren.
- In kleine, vorher sterilisierte Fläschchen abfüllen und beschriften.

Hart kochen

Eier in einen Topf mit kaltem Wasser geben. Wenn das Kochwasser siedet, sind die Wachteleier in ca. 3 Minuten hartgekocht. Hartgekochte Wachteleier halten im Kühlschrank mindestens 7 Tage, manchmal auch länger. Allerdings sollte man sie nach dem Kochen nicht kalt abschrecken, das verkürzt die Haltbarkeitsdauer.

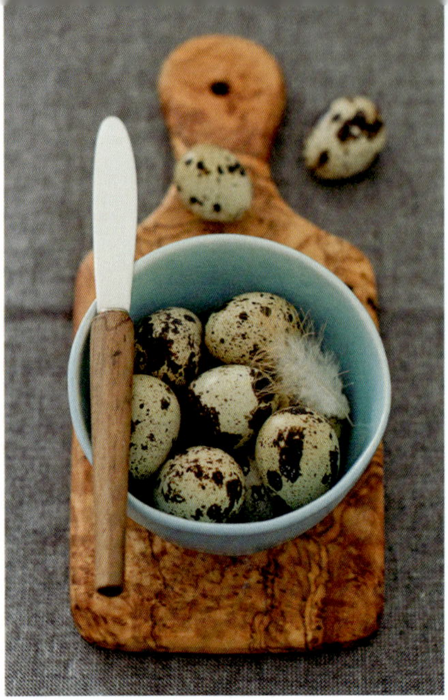

Schälen

kann man abgeschreckte und nicht abgeschreckte Eier gleich gut, allerdings ist es eine längere Prozedur wie beim (größeren) Hühnerei. Es hat sich bewährt, die kleinen Eier sanft, aber mit leichtem Druck, auf der Arbeitsfläche hin- und herzurollen, bis die Schale angeknackst ist. Erst dann am stumpfen Ende mit dem Schälen beginnen.

Braten

Wachteleier immer mit einem Messer aufklopfen. Eiweiß und Dotter in eine Schüssel gleiten lassen. Dann alle zusammen vorsichtig in die befettete Pfanne geben und langsam, etwa 3 bis 4 Minuten, braten lassen.

Wachtelfleisch

Fleisch von Wachteln ist zart und aromatisch. Es ist fettarm und eignet sich für alle Zubereitungen, die auch mit Huhn möglich sind. Klassische Beigaben zu gebratenen Wachteln sind Trauben, Feigen, aber auch alle grünen Gemüse und Karotten. Man rechnet mit zwei Wachteln/Person.

Grundzubereitung

Küchenfertige Wachteln salzen und pfeffern, mit Speckscheiben umwickeln. Etwa 15 bis 20 Minuten im Rohr braten. Den Bratensatz mit Rot- oder Weißwein ablöschen.

Wachteln, ägyptisch

Wachteln auf Tomatenreis mit Parmesan gemischt servieren.

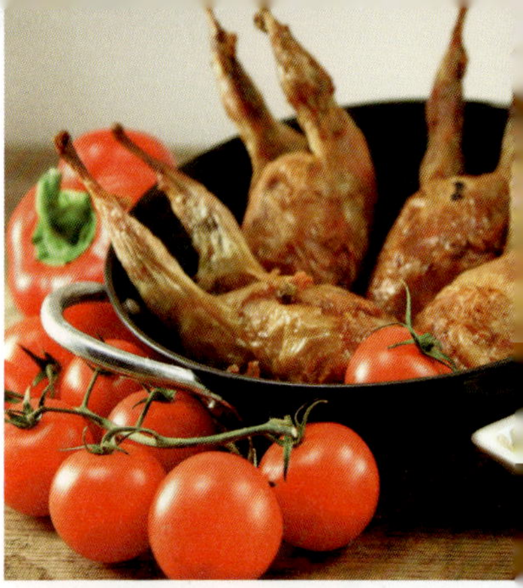

Wachteln, französisch

Wachteln werden mit Speck und dann zusätzlich mit abgetropften Weinblättern umwickelt und gebraten.

Der Bratenfond wird mit Cognac losgekocht, eventuell etwas Hühnerbrühe zugießen. Mit frischer Kresse und Kroketten servieren.

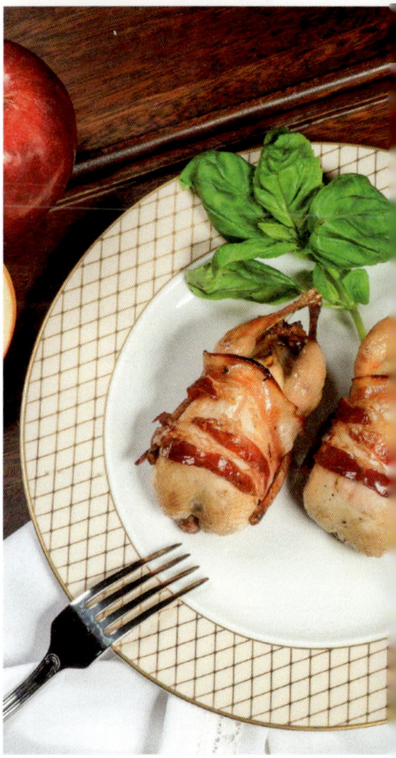

Gefüllte Wachteln

Wachteln mit einer Fülle aus Hühnerleber, 1 kleinen Zwiebel, 1 Ei und Semmelbröseln füllen. Dann rundherum anbraten.

In einem Topf etwas Zwiebel und ca. ¼ kg Champignons in Öl anbraten, Wachteln dazugeben, mit etwas Wasser ca. 20 Minuten schmoren lassen. Mit Kartoffeln servieren.

Wachteln mit Weintrauben

Die Wachteln braten und warm stellen. Den Bratensatz mit Weißwein aufgießen, etwa ¼ kg rote oder weiße Weintrauben zugeben und durchkochen lassen.

Mit Salat und Kartoffeln servieren.

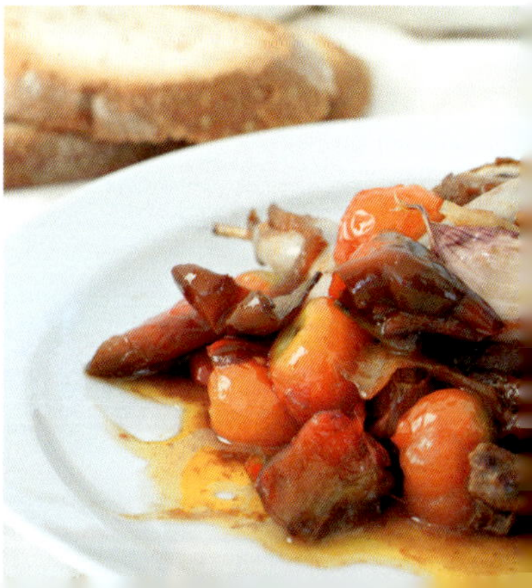

Wachteln, spanisch

Mit Knoblauch würzen. In den Bratenfond einige Knoblauchzehen und Paprikastreifen geben.

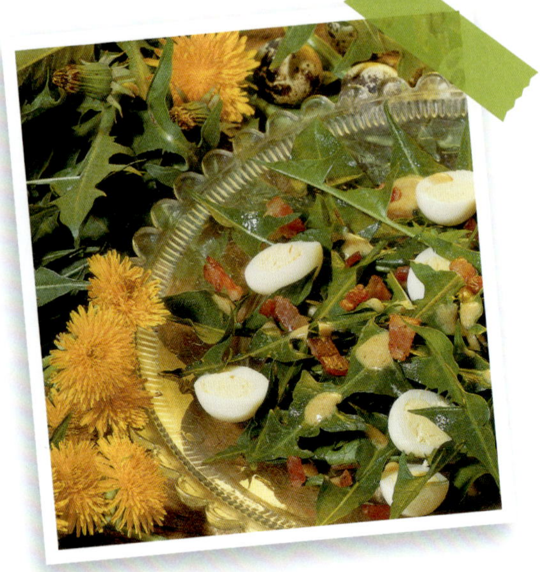

Löwenzahnsalat mit Wachteleiern

Zutaten für 4 Personen:
8 Wachteleier
200 g Löwenzahnblätter
Salz
Pfeffer
3 EL Weinessig
3 EL Olivenöl
100 g geräucherter Speck
1 El Senf

- Die hartgekochten Wachteleier abkühlen lassen, schälen und halbieren.
- Die gründlich gewaschenen und getrockneten Löwenzahnblätter dazugeben.
- Den Speck in kleine Würfel schneiden, ausbraten, abseihen.
- Weinessig mit dem Senf, Öl, Salz, Pfeffer aus der Mühle verrühren und über die Löwenzahnblätter gießen.
- Streuen Sie die knusprigen Speckwürfel darauf.
- Dazu empfehlen wir Vollkorn-Brötchen.

Rezept von Monika Halmos,
Bestseller-Autorin aus Budapest

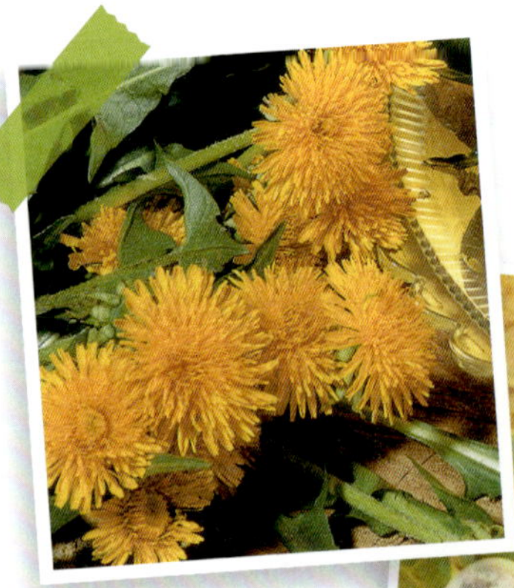

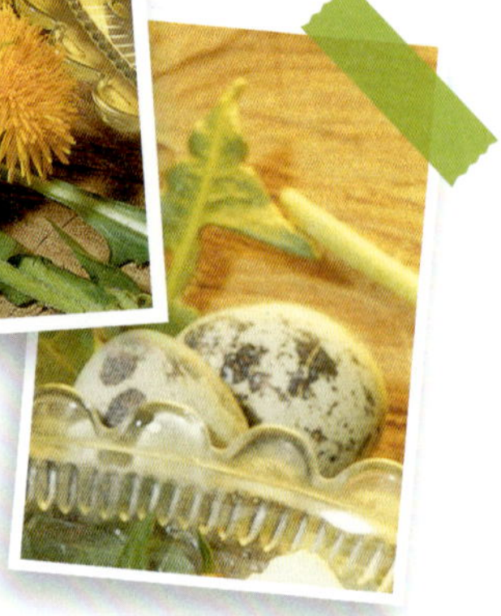

EIERKAUF

Kaufen Sie unbeschädigte Eier. Eier mit Dellen verderben leichter, da Bakterien eindringen. Angeknackste Eier sofort verwenden.

Die Farbe der Eier ist kein Qualitätsmerkmal. Wie jeder Mensch sein unverwechselbares Gesicht hat, besitzt die Wachtelhenne die Eigenschaft, ihre Eier in ihrem höchstpersönlichen, speziellen Muster zu sprenkeln. Alle ihre Eier sehen gleich aus und unterscheiden sich von denen der Nachbarin. Wer viele verschiedene Wachteleier mit verschiedenen Mustern hat, der hat die Eier unterschiedlicher Tiere vor sich.

- Eier nicht waschen, da durch das Waschen die äußere Schutzschicht zerstört wird und das Ei leichter verdirbt.
- Kühlen Sie Ihre Eier. Die ideale Lagertemperatur beträgt 6 bis 8 Grad.
- Der Kühlschrank muss sauber und geruchfrei sein, da Eier über die Schale Aromastoffe aufnehmen.
- Wenn Eier mit einem Mindesthaltbarkeitsdatum versehen sind, sollte man sie höchstens 7 Tage darüber hinaus verwenden.
- Abgelaufene Eier nur gekocht verwenden.
- Speisen und Getränke aus rohen Eiern wie Eier-Shakes, Tiramisu oder Majonäse sind bald zu verwenden und müssen gekühlt werden.

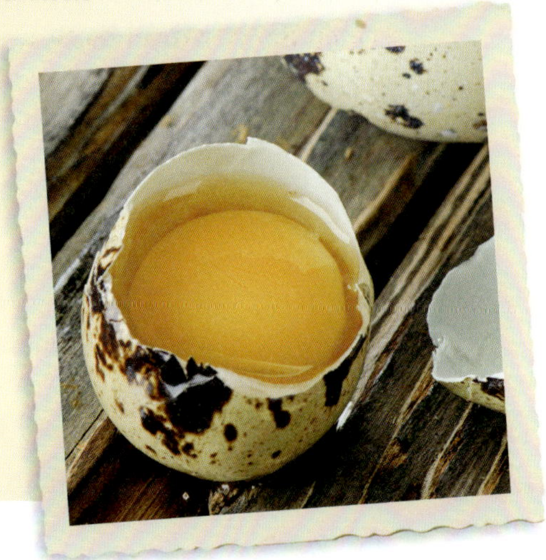

Eier, direkt vom Wachtelzüchter

Speziell gefütterte und persönlich betreute gesunde Wachteln von Hobbyzüchtern legen Eier, die zirka 2 Monate haltbar sind. Der Rohgenuss ist bis zu 3 Wochen ab Legedatum ohne weiteres möglich. Werden Wachteln gezielt mit wertvollen Samen aus biologischem Anbau, wilden Kräutersamen und natürlichem Eiweiß aus kleinen Larven und Käfern gefüttert, wirkt sich der besondere Speisezettel auf die Qualität der Wachteleier aus.

Nach drei Wochen sollen auch diese Eier nur mehr gekocht verwendet werden.

Verwendungstipps

- Eier erst kurz vor dem Verzehr aufschlagen und die Eischalen gleich auf den Biomüll werfen.
- Die Farbe des Dotters sagt nichts über die Qualität des Eis aus. Mehr oder weniger Gelb im Dotter deutet nur auf die vorhandene Pigmentierung, nicht aber auf die Menge der Inhaltsstoffe hin.
- Hart gekochte Eier halten sich im Kühlschrank etwa 1 Woche.
- Eiklar oder Eigelb kann bis zu 4 Tage (verschlossen) im Kühlschrank gelagert werden; man muss allerdings etwas Wasser darüber gießen, um das Austrocknen zu verhindern. Vor Gebrauch Wasser abgießen.
- Gequirlte Eier kann man tieffrieren und etwa 4 Monate lang aufbewahren.
- Küchengeräte, die mit Eiern in Berührung kommen, müssen heiß abgewaschen werden, dasselbe gilt für die Hände.
- Rohes Ei, das auf eine Arbeitsfläche geraten ist, nicht mit einem Küchentuch wegwischen, das nicht sofort gewaschen wird – besser mit Papier reinigen.

Den Frischegrad von Eiern können Sie zu Hause sehr einfach feststellen:

Test 1

Das Ei in eine Schüssel mit kaltem Wasser legen. Bleibt es am Boden liegen, ist es frisch. Nimmt das Ei eine leichte Schräglage ein, liegt es aber noch an einer Stelle am Boden auf, ist es etwa 1 Woche alt. Schwimmt das Ei oben, ist es für den Verzehr bereits zu alt.
Der Grund dafür: Je älter ein Ei ist, desto größer ist die Luftkammer, die sich darin gebildet hat, weil Wasser aus dem Eigelb und Eiweiß durch die Eischale verdunstet sind.

TEST 2

Das Ei in einen flachen Teller schlagen und genau betrachten. Bei einem frischen Ei präsentiert sich das Eigelb immer hochgewölbt und genau in der Mitte. Das Eiweiß sitzt wie ein Ring daran und umschließt es ganz dicht. Bei älteren Eiern ist das Eigelb flach, das Eiweiß hat bereits eine etwas wässrige Konsistenz und fließt auseinander.

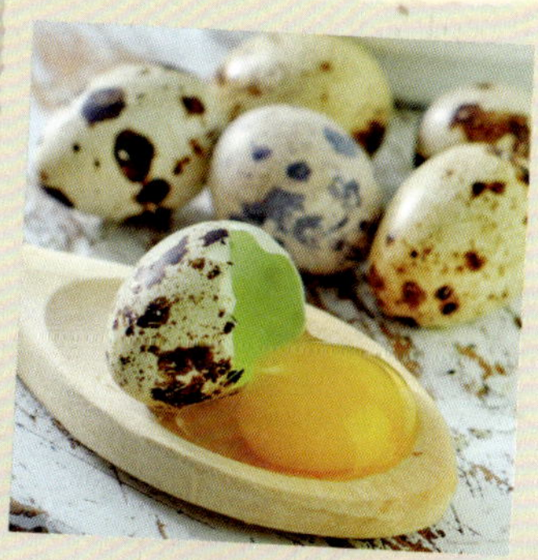

Eier konservieren

Weil wir jederzeit frische Eier kaufen können, ist die Konservierungsmethode unserer Vorfahren schon fast in Vergessenheit geraten. Sollte man aber einen Vorrat an Wachteleiern nicht sofort verzehren können, gibt es die Möglichkeit, sie für mehrere Monate frisch zu erhalten.

Man gibt in ein 5-l-Glas 1 Hand voll gelöschten Kalk (Baumarkt) und füllt bis zur Hälfte des Glases mit Wasser auf. Nun legt man vorsichtig die einzelnen Eier ein. Es ist unbedingt darauf zu achten, dass das Ei keinen Sprung hat, und es soll auch nicht schwimmen, dies wäre ein Hinweis auf mangelnde Frische. Alte Eier aussondern. Wenn die Eier mit dem Kalkwasser bedeckt sind, mit reinem Wasser auffüllen. Die Eier sind mehrere Monate zu verwenden, allerdings nicht für den Rohgenuss geeignet.

Tipps & Tricks

- Ei gerinnt durch Hitzeeinwirkung bei ca. 70 Grad Celsius und bindet dabei die entsprechende Menge Wasser.
- Eidotter färbt Speisen gelb und gibt ihnen ein appetitliches Aussehen.
- Mit Eidotter können Flüssigkeiten sämig gemacht und etwas gebunden werden. Eiklar »klärt« Flüssigkeiten; es umschließt schwebende Teilchen, z. B. in einer Suppe, und setzt sich dann an der Oberfläche als Schaum ab.

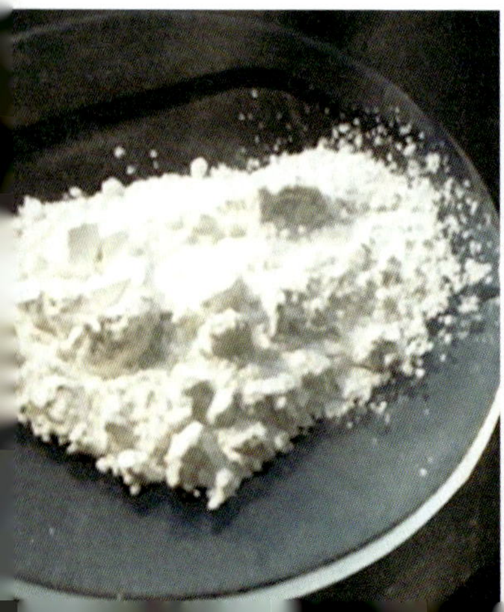

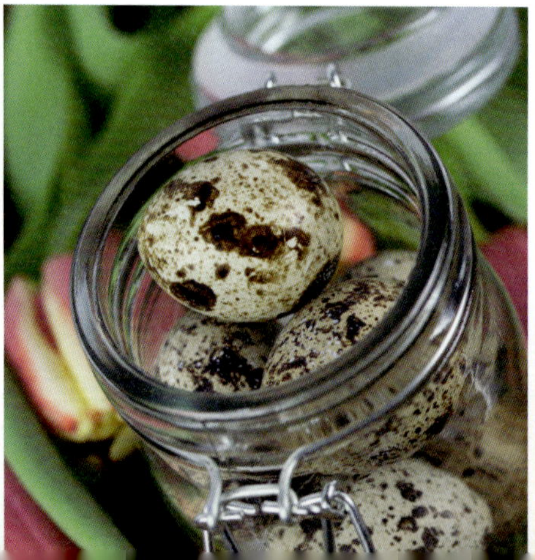

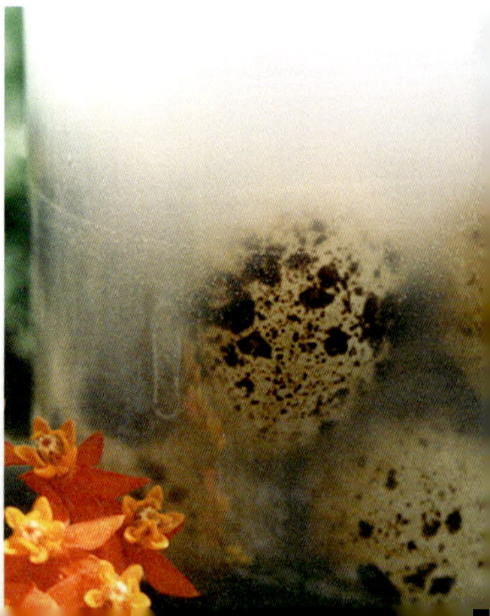

Nahrungsergänzung und Jungbrunnen

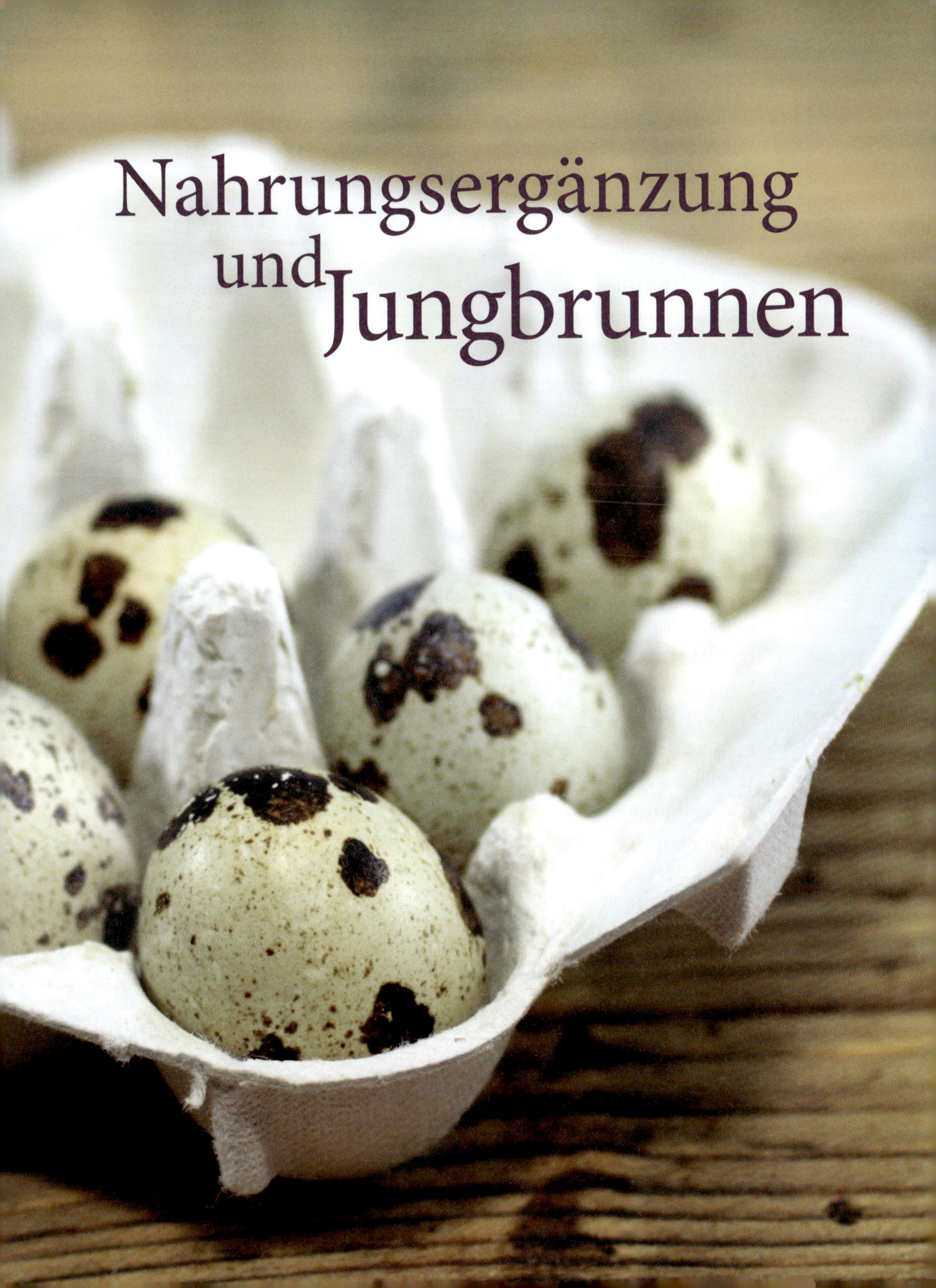

WACHTELEIER ALS NAHRUNGS-ERGÄNZUNG UND JUNGBRUNNEN

Wachteleier für Therapiezwecke sollen immer roh genossen werden. Das mag vielen Menschen (vor allem Städtern) beim ersten Hören nicht angenehm erscheinen. Es ist aber völlig unproblematisch. Die Einnahme sollte auf nüchternen Magen, also jeweils vor dem Essen, erfolgen.

Rezept

- Rohe Eier aufschlagen und mit der Gabel oder dem Schneebesen verquirlen. Das geht bei Wachteleiern um einiges problemloser als beim Hühnerei, denn der Eiweißanteil ist geringer und das Eiweiß lässt sich sehr leicht verschlagen.
- Man kann die Eier mit etwas Milch vermischen, aber auch mit einem beliebigen Fruchtsaft.
- Sehr gut schmecken Wachteleier mit normalem Orangensaft oder Molke, dazu noch einer Prise echtem Vanillezucker.
- Wachteleier harmonieren hervorragend mit frischem Zitronensaft.
- Jeder wird seine persönliche Lieblingsmischung sehr schnell herausfinden.

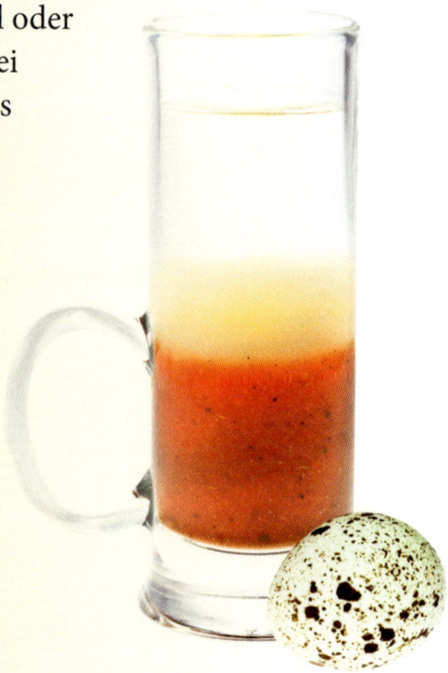

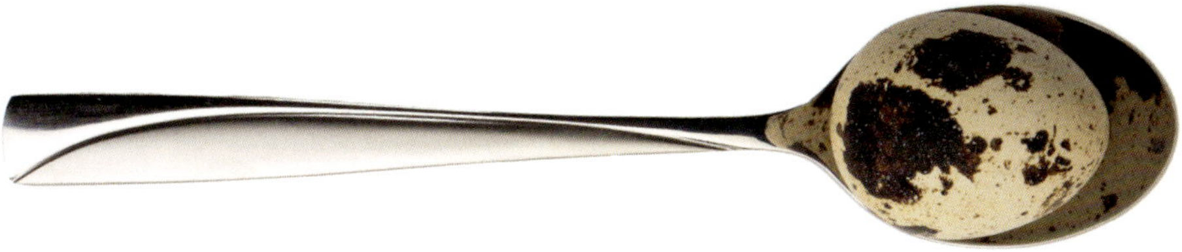

Kuranwendung

Mindestens vier Mal wöchentlich über sechs Wochen täglich drei frische Wachteleier versprudeln und trinken. Das Wachteleier-Getränk soll immer nur dann genommen werden, wenn der Magen leer ist, bevorzugt also am Morgen.

Danach auf keinen Fall sofort den üblichen Kaffee, Schwarz- oder Grüntee trinken! Ein milder Kräutertee ist erlaubt. 3 Wachteleier haben etwa 150 Kalorien, damit sollte man – auch am Morgen, mindestens ½ Stunde auskommen, ehe weitere Nahrung in den Magen gelangt.

Gefriergetrocknete Wachteleier

Wem es nicht möglich ist frische Eier zu bekommen hat die Möglichkeit, auf lyophilierte (gefriergetrocknete) Produkte zurückzugreifen. In Frankreich und in der französischen Schweiz ist das Wachtelpulver in vielen Apotheken erhältlich, in Deutschland und Österreich wird man es bestellen müssen. In diesem Wachteleier-Pulver sind die Inhaltsstoffe weitgehend erhalten. Das Ei wird zunächst tiefgefroren, dann werden ihm im Hochvakuum 95 bis 98 % des Wassergehalts entzogen. Man nennt diesen Vorgang Lyophilisation oder Gefriertrocknung. Man bekommt die gefriergetrockneten Wachteleier über diverse Versandapotheken, manchmal mit anderen gesunden Zutaten wie Hirse oder Kräutern vermengt, in Form von Kapseln, Tabletten oder auch Pulver. Es gibt Qualitätsunterschiede, denn die Kapsel kann immer nur so gut sein wie es das Ausgangsprodukt Wachtelei ist.

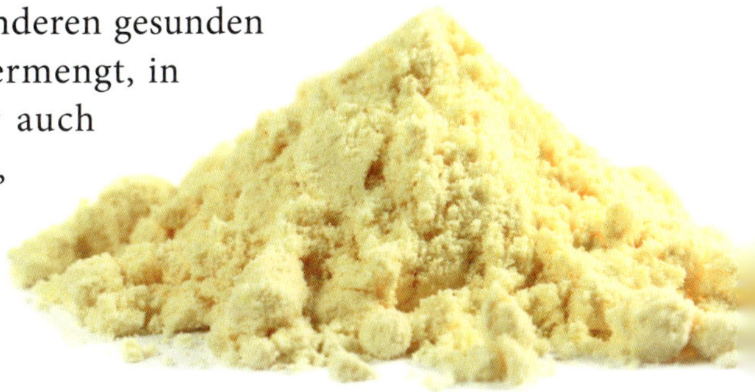

Dosierungsvorschläge

Kur über einige Monate

ALLERGIEN UND NEURODERMITIS:	3-mal täglich 5 Eier, 2 Monate lang, dann 1-mal täglich 5 Eier, zusätzlich Kräuter
ANÄMIE:	3-mal täglich 5 Eier, 2 Monate lang, dann 1-mal täglich 5 Eier
ASTHMA: für Erwachsene über 20 Jahren	3-mal täglich 5 Eier
für Menschen von 10 bis 20 Jahren	2-mal täglich 3–5 Eier | Kur
für Kinder von 5 bis 10 Jahren	2-mal täglich 2–3 Eier
für Kinder von 2 bis 5 Jahren	2-mal täglich 2 Eier, täglich ¼ bis ½ Orange essen
AUGENKRANKHEITEN, ENTZÜNDLICHE:	3-mal täglich 5 Eier, 2 Wochen lang, zusätzlich Kräuter
BLUTHOCH- UND -UNTERDRUCK:	2-mal täglich 5 Eier, zusätzlich Kräuter
DIABETES:	3-mal täglich 5 Eier, zusätzlich Kräuter
ENTZÜNDUNGEN:	3-mal täglich 5 Eier, 2 Wochen lang, dann 1-mal täglich 5 Eier
FALTEN UND HAUTSTRAFFUNG:	2-mal täglich 5 Eier, 2 Monate lang
GELBSUCHT:	3-mal täglich 5 Eier, 2 Monate lang, dann 1-mal täglich 5 Eier
HERZ-KREISLAUF-ERKRANKUNGEN:	3-mal täglich 5 Eier, 2 Monate lang, dann 1-mal täglich 5 Eier
KINDERKRANKHEITEN:	3-mal täglich 4 Eier, 2 Wochen lang

Quelle: Paracelsus-Versand, Linz 2009, Uzejir Imsirovic

KRAMPFADERN UND HÄMORRHOIDEN:	3-mal täglich 5 Eier, 3 Monate lang, dann 1-mal täglich 5 Eier , zusätzlich Kräuter
KREBS: 2 Monate vor der Operation:	3-mal täglich 5 Eier, mit Zitronensaft
nach der Operation:	3-mal täglich 5 Eier, mit Zitronensaft, 2 Monate lang, dann 1-mal täglich 5 Eier, mit Zitronensaft, frisch trinken
MAGEN-DARM-ERKRANKUNGEN:	3-mal täglich 5 Eier, 2 Monate lang, dann 1-mal täglich 5 Eier
MIGRÄNE:	3-mal täglich 5 Eier, 3 Monate lang, dann 1-mal täglich 5 Eier
MULTIPLE SKLEROSE:	3-mal täglich 5 Eier, 3 Monate lang, dann 1-mal täglich 5 Eier, zusätzlich Wachtelfleisch
NIERENSTEINE:	3-mal täglich 5 Eier, im Saft einer Zitrone, jeweils 24 h stehen lassen, dann erst trinken
OSTEOPOROSE:	3-mal täglich 5 Eier, 3 Monate lang, zusätzlich Wachtelfleisch
PILZERKRANKUNGEN (innen und außen):	3-mal täglich 5 Eier, 1 Monat lang, zusätzlich Kräuter
PROSTATA-ERKRANKUNGEN:	3-mal täglich 5 Eier, 4 Monate lang, dann 2-mal täglich 5 Eier
PSORIASIS:	3-mal täglich 5 Eier, 2 Monate lang, dann 1-mal täglich 5 Eier, zusätzlich Kräuter
RÜCKENLEIDEN:	3-mal täglich 5 Eier, 2 Monate lang, zusätzlich Wachtelfleisch
SCHWANGERSCHAFT:	2-mal täglich 5 Eier
SEXUELLE PROBLEME:	3-mal täglich 5 Eier, 2 Monate lang

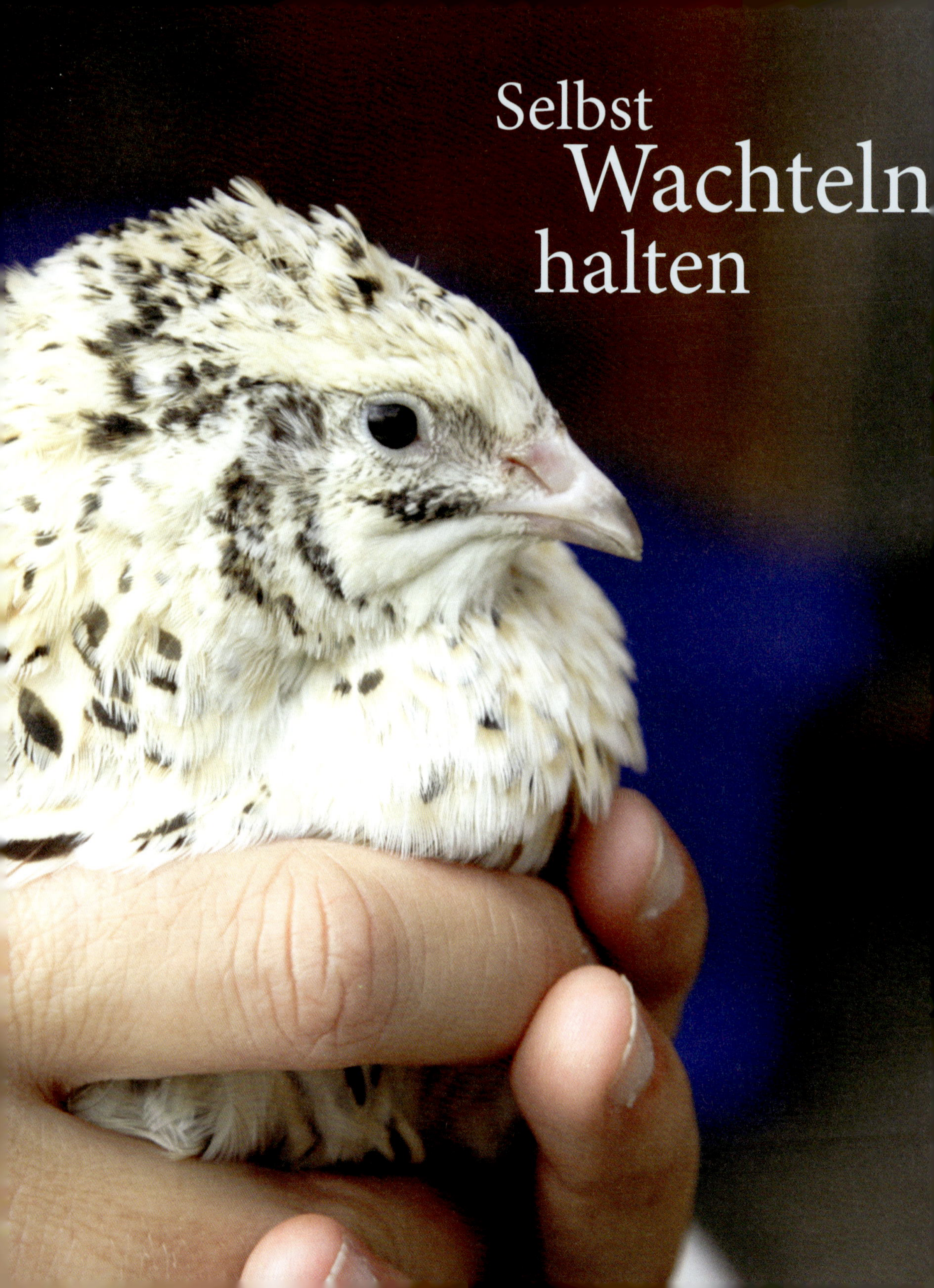
Selbst
Wachteln
halten

SELBST WACHTELN HALTEN

Zuchterfolg

Ein etwaiger Zuchterfolg und die Produktion eigener Eier sind unabhängig von viel Geld oder teuren Käfigen. Wachteln benötigen wenig Platz und wenig Futter aber viel Zuwendung und Fürsorge.

Wachtelzucht kann eigentlich jeder Mensch betreiben, sogar in der Stadt, wenn er einen zugfreien Platz im Freien zur Verfügung hat, wo man eine Voliere oder einen Stall bauen kann. Die zarten Hühnervögel vertragen sich gut mit allen Finkenarten, die normalerweise im Käfig leben, auch mit Wellensittichen oder Kanarienvögeln.

Vor allem bei jungen Menschen steigt in letzter Zeit das Interesse an der Wachtelzucht. Sie versuchen sich immer häufiger daran und stecken Liebe und Engagement in ihre Wachtelpärchen.

Die heutigen Legewachteln, von denen man vor allem die Eier will, sind Japanwachteln, eine Art, die aus dem Fernen Osten zu uns kam und an unsere Breiten angepasst ist. Sie ist kein Zugvogel mehr und ihre Legeleistung ist sprichwörtlich. Sie kann im ersten Jahr um die 300 Eier pro Jahr legen, mit höherem Alter werden es dann weniger. Die europäischen Wachteln (*Coturnix coturnix*) legen etwas weniger Eier und im Gegensatz zur Japanwachtel brütet die europäische Art noch gerne – und darauf kommt es vielen Menschen auch an. Sie wollen erleben, wie aus den Eiern kleine Feldhühner werden,

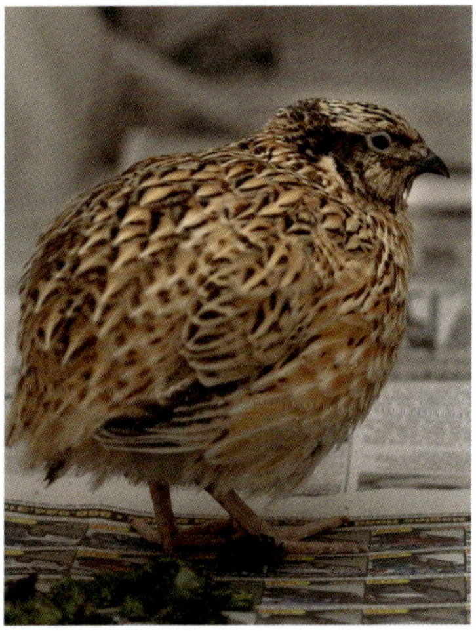

Japanwachtel

die kleinsten der Welt, denn eine Wachtel ist gerade einmal so groß wie ein Star. Es gibt eine Vielzahl von Wachtelarten in allen Erdteilen, manche davon, wie die Zwergwachtel, Harlekinwachtel oder Schwarzbrustwachtel können, abgesehen von den heimischen Arten, bei uns in Ställen oder Volieren gehalten werden. Wenn Wachteln gut betreut und liebevoll gehalten sind, werden sie schnell zutraulich und erfreuen ihre Besitzer mindestens 5 Jahre lang. In freier Wildbahn schätzt man das höchste erreichbare Lebensalter auf 2 Jahre, das heißt, eine Wachtel fliegt höchstens zwei Mal in die Sommerfrische nach Nordafrika, ehe sie stirbt.

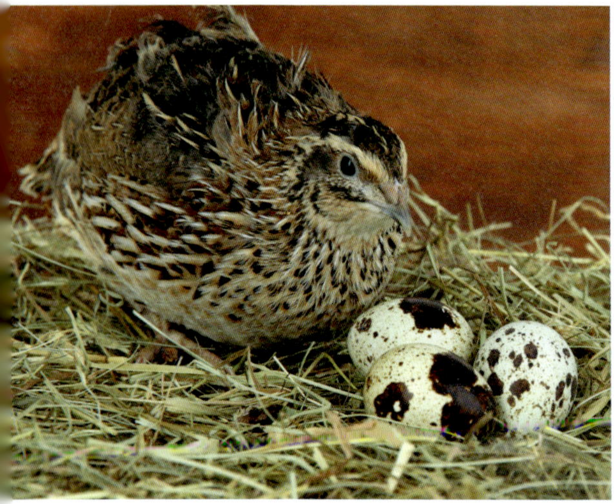

Ein Wachtelhahn kann sich um bis zu drei Wachtelhennen kümmern. Pro Brutpaar rechnet man mit einer Voliere mit etwa 2 m^2 Bodenfläche – die muss natürlich größer sein, wenn mehrere Hennen vorhanden sind. Gibt es mehrere Hähne in der Gruppe, kann dies in Kämpfen ausarten, das ist genauso wie bei den normalen Hühnern. Auch die Hennen vertragen sich nicht immer.

Die europäischen Wachteln legen zuverlässig und beginnen meist im Mai mit dem Brüten. Bei den in Volieren gehaltenen Tieren ist dabei die Fütterung sehr wichtig. Wenn ein paar Eier im Nest liegen, sollte das Futter proteinärmer ausfallen, also eher Körner als Insekten beinhalten. Bei eiweißreicher Nahrung wird die Henne nämlich zur Dauerlegerin und setzt sich nicht aufs Nest – mit dem Futter kann es also gesteuert werden, ob junge Wachteln nachkommen sollen oder ob man nur Eier haben will.

Futter

Es gibt heute fertiges Wachtelfutter zu kaufen, man bekommt auch Junghennen-Futter, das man schroten muss. Wer aber wunderbare Eier von hervorragend ernährten Wachteln haben möchte, sollte es sich keineswegs sparen, zusätzlich zum Bio-Fertigfutter auch noch Wildsamen zu sammeln und es mit Mohnsamen und kleinen Würmchen zu strecken.

Nach einer Brutdauer von 17 bis 18 Tagen schlüpfen alle Jungen an einem einzigen Tag. Bei den Wachteln kümmern sich Hahn und Henne um die Küken und lernen ihnen alles, was sie zum Überleben brauchen. Vom ersten Tag an picken sie das angebotene Futter, bei dem auch die Insekten nicht fehlen sollen, weil sie zur natürlichen Nahrung gehören.

Im Alter von zirka acht Wochen beginnen junge, weiblichen Wachteln mit dem Eier legen, dann beginnt der Zyklus von neuem.

Wer mit einer kleinen Wachtelzucht beginnen will, sollte sich unbedingt einem der vielen Kleintier-Zuchtverbände anschließen. Hier findet man Fachleute aus der Praxis und Zuspruch, wenn die Tierhaltung vorübergehend Probleme bereitet. Auf Kleintier-Märkten, die in allen örtlichen Medien veröffentlicht werden, lassen sich Kontakte zu Züchtern herstellen, hier bekommt man auch Spezialinformationen. Es gibt im Moment viele Anbieter von Wachteln und Wachteleiern, manche verschicken sogar per Post. Den Postversand sollte man keinem Tier antun, auch nicht einer kleinen Wachtel.

Einfacher geht das mit Bruteiern, dann muss man sich nur noch um den Brutapparat kümmern – oder – wie bereits erwähnt, die Kleintier-Märkte, auf denen die Tiere begutachet werden können und stressfrei den Besitzer wechseln. Wachteleier haben Zukunft – Wachtelzüchter ebenso.

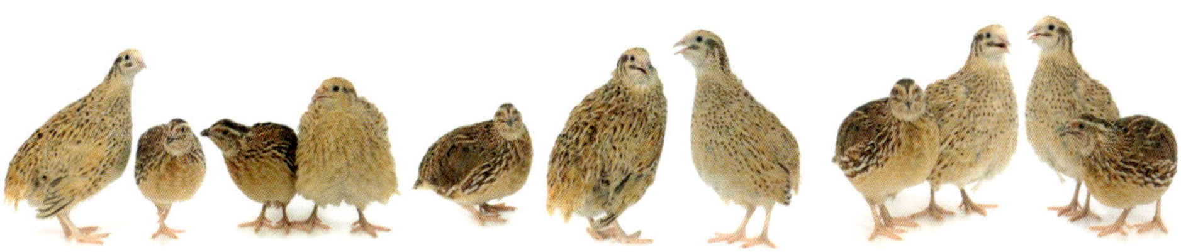

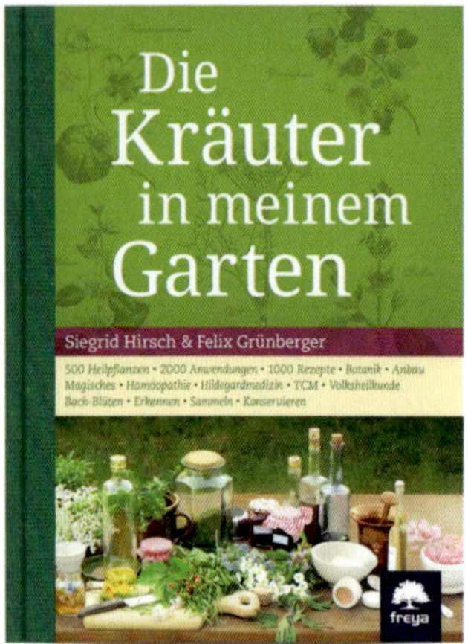

Siegrid Hirsch, Felix Grünberger

Die Kräuter in meinem Garten

Übersichtlich alle Informationen mit über 800 Farbfotos, Anbauanleitungen, Blüte- und Sammelzeit, Trocknung, Anwendung als Heilmittel, Rezepte mit Zubereitung für Tees, Tinkturen, Weine, Liköre, Schnäpse, Essig, Säfte, Salben und Bäder. Zugeordnete Edelsteinenergien, TCM, Kräutermagie, Planetenzuordnung, Mondeinfluss, Homöopathie, Bachblüten, Schüßler Salze und viele Tabellen zur Mittelfindung, Symptome-Verzeichnis, Sachregister.
Der Benützer findet jetzt auch alles über Goji, Aronia und Co., die Superbeeren, aber auch über alle anderen Heilpflanzen, egal ob sie aus Garten und freier Natur stammen oder über die Apotheke bezogen werden.

ISBN: 978-3-902134-79-0

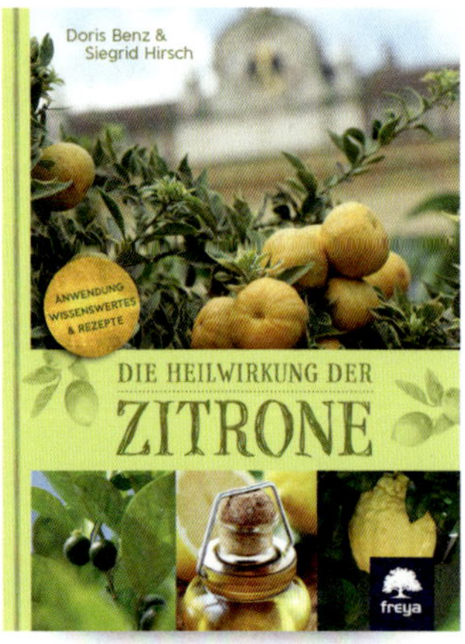

Siegrid Hirsch, Doris Benz

Die Heilwirkung der Zitrone

Arzneien aus der Natur sind oft köstlich verpackt, die Zitrone ist das beste Beispiel. Sie bietet uns eine reiche Palette lebenswichtiger Inhaltsstoffe: Rezepte und zahlreiche Hintergrundinformationen. Tipps zu Herkunft, Einsatz und Aufbewahrung der gelben Superfrucht. Informationen über die gesundheitsfördernden Wirkstoffe. Für Menschen, die gesund sein und bleiben wollen. Der Ratgeber zeigt, was Sie aus Zitronen herstellen können und wie man Zitronen in der Küche, in der Körperpflege und als Heilmittel einsetzen kann. Viele Rezepte inspirieren zu eigenen Kreationen.

ISBN: 978-3-902134-79-0